中华医学会超声医学分会 | 组织编著

中国胎儿 产前超声检查规范

主　编　姜玉新

副主编　孟　华　田家玮　吴青青　谢红宁
　　　　李胜利　杨太珠　陈欣林

人民卫生出版社

图书在版编目（CIP）数据

中国胎儿产前超声检查规范 / 姜玉新主编 . —北京：人民卫生出版社，2016

　ISBN 978-7-117-22560-1

　I. ①中…　Ⅱ. ①姜… 　Ⅲ. ①胎儿 – 超声波诊断 – 规范

Ⅳ. ①R714.504–65

中国版本图书馆 CIP 数据核字（2016）第 100905 号

人卫智网	**www.ipmph.com**	医学教育、学术、考试、健康，购书智慧智能综合服务平台
人卫官网	**www.pmph.com**	人卫官方资讯发布平台

中国胎儿产前超声检查规范

主　　编：姜玉新
出版发行：人民卫生出版社（中继线 010-59780011）
地　　址：北京市朝阳区潘家园南里 19 号
邮　　编：100021
E - mail：pmph @ pmph.com
购书热线：010-59787592　010-59787584　010-65264830
印　　刷：北京盛通印刷股份有限公司
经　　销：新华书店
开　　本：710 × 1000　1/16　　印张：8
字　　数：148 千字
版　　次：2016 年 7 月第 1 版　2019 年 12 月第 1 版第 5 次印刷
标准书号：ISBN 978-7-117-22560-1/R · 22561
定　　价：52.00 元

打击盗版举报电话：010-59787491　E-mail：WQ @ pmph.com
（凡属印装质量问题请与本社市场营销中心联系退换）

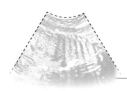

编委名单

编　委（以姓氏笔画为序）

田家玮　哈尔滨医科大学附属第二医院
孙　锟　上海交通大学医学院附属上海儿童医学中心
李　辉　中国医科大学附属盛京医院
李　锐　第三军医大学西南医院
李胜利　深圳市妇幼保健院
杨　萌　北京协和医院
杨　筱　北京协和医院
杨太珠　四川大学华西第二医院
吴青青　首都医科大学附属北京妇产医院
张一休　北京协和医院
陈　倩　北京大学第一医院
陈　萍　上海市第一妇婴保健院
陈欣林　湖北省妇幼保健院
武玺宁　北京协和医院
欧阳云淑　北京协和医院
单广良　中国医学科学院基础医学研究所
孟　华　北京协和医院
茹　彤　南京大学医学院附属鼓楼医院
姜玉新　北京协和医院
袁　岩　北京协和医院
徐钟慧　北京协和医院
戚庆炜　北京协和医院
董　芬　中国医学科学院基础医学研究所
鲁　红　浙江大学医学院附属妇产科医院
鲁　嘉　北京协和医院
谢红宁　中山大学附属第一医院
蔡爱露　中国医科大学附属盛京医院
戴　晴　北京协和医院

学术秘书　张　睿　张一休

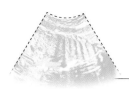

前　言

　　全世界 85% 的出生缺陷婴儿发生在发展中国家,中国的出生缺陷发生率约 1.5%,每年有 80 万 ~120 万出生缺陷儿出生。先天性缺陷儿的出生不仅影响了我国人群整体素质的提高,更对我国社会经济的发展带来负面影响,出生缺陷已成为社会关注的重大卫生问题。胎儿畸形的筛查和产前诊断可降低部分出生缺陷率,是重要的出生缺陷预防措施。超声影像技术飞速发展,可用于观察胎儿生长发育及筛查诊断胎儿重大畸形,以其无创、便捷和高效等优点被广泛应用于产前筛查及诊断,有助于降低出生缺陷率,提高全民人口素质,促进社会和经济发展,有助于解决这一严峻的公共卫生问题。但我国幅员辽阔、人口众多,不同省市地区、各医院间超声筛查和诊断水平差距很大,如何制定并实施恰当的诊疗规范、提高中国产前超声筛查队伍的专业素养和水平,是摆在我们面前的重要问题。

　　本《中国胎儿产前超声检查规范》基于十一五国家科技支撑计划“重大出生缺陷和遗传病的防治研究——严重胎儿结构异常影像学产前筛查和诊断新技术的研究(2006BAI05A04)”和十二五国际科技支撑计划“重大出生缺陷防治技术开发及应用研究——基于基层医院的胎儿孕早中期超声筛查方案的评价研究(2014BAI06B05)”的研究成果而制定,由十余家省级产前诊断中心的专家共同起草完成,制定了标准化的产前超声筛查和专业化的产前影像学诊断的操作规范,并建立了中国人群胎儿生物学参数。

　　本规范系统介绍了胎儿颅脑、颜面部、胸腔、心脏、腹部、泌尿系统、脊柱、骨骼系统、胎儿附属物的超声检查规范,并包含了早孕超声检查、双胎超声检查、胎儿超声异常的产科临床处理等内容,以期对各位从事产前筛查与诊断工作的超声同仁的临床及研究工作有所借鉴和帮助。

姜玉新

2016 年 3 月

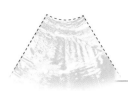

目　录

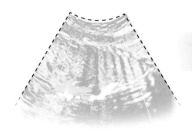

第一章

胎儿孕早期 11~14 周超声检查

一、简介

早中孕期胎儿超声检查应在孕 11^{+0}~13^{+6} 周(胎儿头臀长 45~84mm)时进行。这次超声检查的主要目的是：

1. 测量胎儿生物学参数,用以准确估算孕周。

2. 观察胎儿头颅、躯干、肢体等大体结构,筛查严重结构异常胎儿。

3. 测量胎儿颈部透明层厚度(NT),结合孕妇年龄及血清学检查结果,进行胎儿染色体异常的早期筛查。

4. 观察胎盘、脐带、羊水、母体子宫及双附件等结构。

二、检查仪器及方法

仪器采用二维及彩色多普勒成像的超声仪,经腹或经阴道超声探头,根据需要选用不同频率。检查过程遵循 ALARA 原则,即采用尽可能低的输出能量、在尽可能短的检查时间内获得必要的诊断信息。彩色多普勒及频谱多普勒超声因具有较大的能量输出,仅在有临床指征时采用,且尽可能采用较小的取样框。

一般采用经腹超声检查,无特殊要求,孕妇不需充盈膀胱,采用平卧位或半侧卧位,必要时可根据需要调整体位。对于胎儿头颅、心脏等结构,经腹超声观察不满意时,可采用经阴道超声进一步检查。如怀疑孕妇宫颈机能不全时可采用膀胱截石位进行经会阴超声检查。

三、应显示结构或切面及标准测量方法

(一)头臀长(CRL)的测量

1. 标准切面　胎儿正中矢状切面(图 1-1)。图像放大至胎儿躯体占据屏幕的 2/3~3/4。胎体呈水平位自然屈曲,避免胎头过度仰伸或屈曲,胎儿头顶部弧形边缘及下腹部生殖结节清晰显示。

2. 测量方法　测量胎儿头顶皮肤外缘至骶尾部皮肤外缘的距离,测量线与超声声速方向尽可能垂直。

（二）颈项透明层（NT）的测量

1. 标准切面 胎儿正中矢状切面（图 1-2）。放大至胎头及胎胸占据屏幕的 2/3~3/4。胎体自然屈曲。胎儿面向探头时应显示胎儿鼻骨回声。声束应垂直于颈背部皮肤，使颈后部显示皮下组织、皮肤、羊膜形成的三条强回声带。

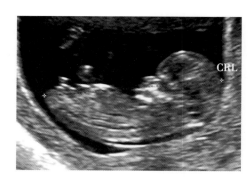

图 1-1 胎儿头臀长测量切面
CRL：头臀长

2. 测量方法 光标置于胎儿颈部或上胸部皮肤层内缘及皮下组织层外缘，测量其间无回声带的最宽处。

3. 注意事项 在胎儿头臀长 45~84mm 时进行测量。胎儿若面向探头，最好选择胎动之后测量，以便分清羊膜和胎儿皮肤层。光标放置应严格遵守图 1-2B 所示的方法。应避免在胎儿过度仰伸或屈曲时测量。

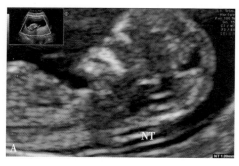
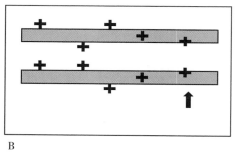

图 1-2 胎儿颈项透明层（NT）测量切面
NT：颈项透明层；箭头示光标放置的正确位置

（三）胎心率（HR）的测量

1. 标准切面 胎儿心脏切面（图 1-3）。可观察到胎体内有节律的心脏搏动，并能与母体盆腔血管的搏动区别。

2. 测量方法 头臀长 ≤45mm 时用 M 超检测（M 超与脉冲多普勒相比，对胎儿的安全性较高），头臀长 >45mm 用心脏 M 超或脉冲多普勒检测（可以在测量三尖瓣频谱时同时测量心率）。

（四）双顶径（BPD）的测量

1. 标准切面 胎头丘脑水平横切面（图 1-4）。图像放大至胎儿头颅占据屏幕的 1/2 以上。显示双侧丘脑对称地位于胎头中央两侧，脑中线完整居中。

2. 测量方法 光标分别置于近场颅骨外缘和远场颅骨内缘。头臀长

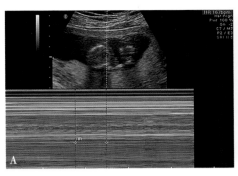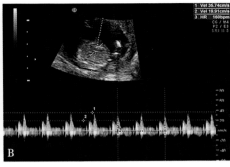

图 1-3　胎心率测量切面

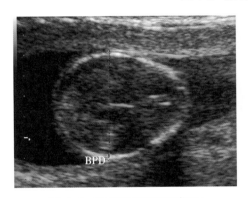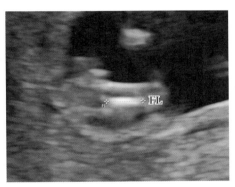

图 1-4　胎儿双顶径测量切面　　　　　　　图 1-5　胎儿股骨长测量切面
BPD：双顶径　　　　　　　　　　　　FL：股骨长

<60mm 时,不必测量双顶径。

（五）股骨长 / 肱骨长的测量

1. 标准切面　股骨 / 肱骨长轴切面(图 1-5)。放大至股骨 / 肱骨长度占屏幕宽度的 1/3 以上。显示股骨 / 肱骨全长,声束与股骨 / 肱骨长轴成 60°~90°。

2. 测量方法　光标置于股骨 / 肱骨强回声两端的最外缘,应注意避免伪像的干扰。如头臀长 <70mm,不必测量股骨长和肱骨长。

（六）三尖瓣频谱的测量

1. 标准切面　心尖四腔心切面(图 1-6)。放大至胎儿胸部占据屏幕的 2/3~3/4。

2. 测量方法　取样门置于三尖

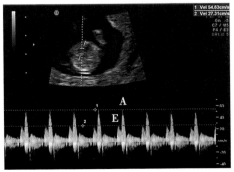

图 1-6　胎儿三尖瓣频谱测量切面
示 E 波及 A 波

瓣口,获得频谱后分别测量 E 波及 A 波的峰值流速,观察收缩期(前一心动周期 A 峰与本周期 E 峰之间的时期)有无反流,测量反流最高速度并判断反流持续时间是否超过收缩期的 1/2。

3. 注意事项　多普勒角度应尽可能减小(小于 30° 为宜);适当增大取样门(≥3mm)及加快扫描速度(sweep speed)有利于获得高质量频谱。取样门勿过于靠近房室间隔,以免受到主、肺动脉等的干扰。

(七)静脉导管频谱的测量

1. 标准切面　胎儿正中偏右侧矢状切面或腹部横切面(图 1-7)。放大至胎儿躯干占据屏幕的 2/3~3/4。显示胎儿主要血管,包括脐静脉腹内段、主动脉、心脏、下腔静脉等。

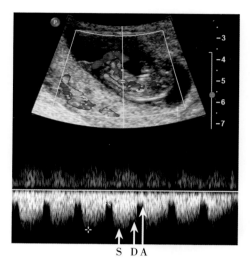

图 1-7　胎儿静脉导管频谱测量切面
示 S 波、D 波及 A 波

2. 测量方法　在脐静脉近心段和右心房之间寻找流速增快的节段即胎儿静脉导管部位,取样框置于流速增快节段的中部,获得频谱后分别测量 S 波、D 波及 A 波的峰值流速,及用频谱包络法(auto trace 或 manual trace 法)测平均流速,并评价 A 波的类型(心房收缩期 A 波消失或反向时为 A 波异常)。

3. 注意事项　在头臀长 >45mm、胎儿相对静止时测量。多普勒入射角度应 <60°;取样门尽可能减小(≤1mm)以降低下腔静脉及肝静脉的频谱信号干扰。

(八)颅脑

1. 标准切面　不同水平胎儿颅脑横断面(图 1-8)。

2. 观察内容　显示完整的颅骨光环、完整的脑中线、蝴蝶形脉络丛、双侧丘脑和小脑。检查时应放大至胎儿头部占屏幕的 1/3 以上。

(九)颜面

1. 标准切面　胎儿正中矢状切面(图 1-9),胎儿面向探头。

2. 观察内容　显示胎儿前额、鼻尖、鼻骨及鼻部皮肤、上下颌等结构。检查时应放大至胎头及胎胸占据屏幕的 1/2 以上。

3. 注意事项　胎儿鼻部区域可见两条强回声线,表面一条为胎儿鼻部皮肤,其后方一条为鼻骨。侧动探头,若见两条强回声线则判断为鼻骨存在,仅见一条强回声线则判断为鼻骨不存在。

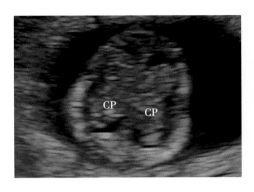

图 1-8　胎儿颅脑切面
CP：脉络丛

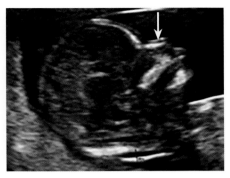

图 1-9　胎儿颜面切面
箭头示鼻骨

（十）心脏

1. 标准切面　胎儿心脏横切面（图 1-10）。

2. 观察内容　胎儿双肺对称，回声均匀；心脏位于左侧胸腔，心尖指向左前，胎心规律搏动，心率 160~180 次 / 分。

（十一）胃泡

1. 标准切面　胎儿上腹部横切面（图 1-11）。

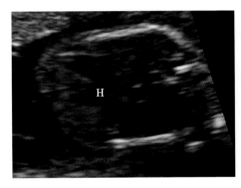

图 1-10　胎儿心脏横切面
H：心脏

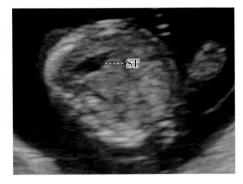

图 1-11　胎儿胃泡切面
ST：胃泡

2. 观察内容　胃泡充盈时可显示左上腹的胃泡无回声。检查时应放大至胎儿腹部占屏幕的 1/3 以上。

（十二）脐带腹壁入口

1. 标准切面　胎儿腹部横切面（图 1-12）。

2. 观察内容　显示脐带与腹壁的连接处，周围无异常膨出物。

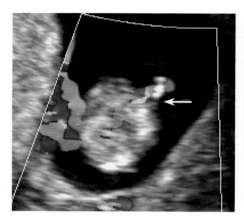

图 1-12 胎儿脐带入口切面
箭头示脐带腹壁连接处

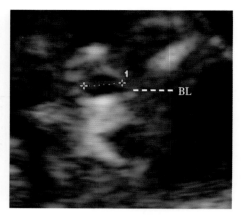

图 1-13 胎儿膀胱切面
BL:膀胱

（十三）膀胱

1. 标准切面 胎儿下腹部横切面、矢状或冠状切面（图 1-13）。

2. 观察内容 膀胱充盈时显示为盆腔正中的无回声区。检查时应放大至胎儿腹部占屏幕的 1/3 以上。膀胱边界显示清晰时测量其最大径（通常上下径最大）。测量点为膀胱强回声边界的一侧内缘到对侧内缘。

3. 注意事项 如膀胱边界显示不清晰，不必测量最大径。

（十四）双脐动脉

1. 标准切面 胎儿下腹部横切面（图 1-14）。

2. 观察内容 应用彩色多普勒观察分别位于膀胱两侧的两条脐动脉。膀胱无明显充盈时，正常亦可见两条脐动脉自盆腔两侧呈一夹角汇合于腹壁侧。

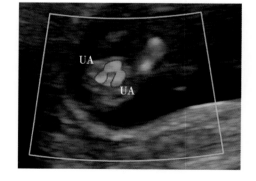

图 1-14 胎儿双脐动脉切面
UA:脐动脉

（十五）双上肢 / 双下肢

1. 标准切面 各长骨长轴切面（图 1-15）。

2. 观察内容 完整显示双侧上肢 / 下肢的三段骨骼强回声，必要时动态观察其活动。检查时应放大至胎儿肢体占屏幕的 1/2 以上。

（十六）胎儿附属物及母体子宫双附件观察

1. 胎盘

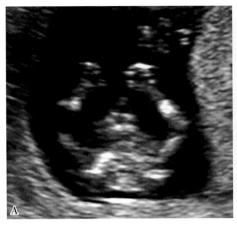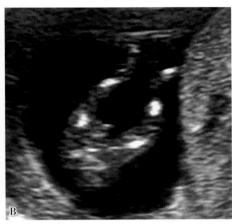

图 1-15 胎儿双上肢 / 双下肢切面

（1）观察内容

1）胎盘内部回声：发现异常回声，如占位、囊肿及绒毛膜下较大范围的液性暗区（长径 >5cm），应予记录。

2）胎盘位置：判断胎盘在子宫内的附着位置，并观察胎盘与宫颈内口的关系。除非胎盘完全覆盖宫颈内口，一般在早孕期不做前置胎盘的提示。

3）剖宫产瘢痕：对于剖宫产术后再次妊娠的孕妇，应着重观察胎盘与瘢痕的关系，以除外瘢痕妊娠及胎盘植入。

4）脐带胎盘入口处：观察脐带胎盘入口的位置以除外球拍状胎盘、帆状胎盘、血管前置等（图 1-16）。

2. 羊水

（1）观察内容：羊膜囊形态是否饱满，和胎儿肢体是否有粘连，胎儿躯体是否完全位于羊膜囊内。

（2）深度测量：探头垂直于孕妇腹壁，测量最大羊水池深度。

3. 宫颈　观察宫颈内口与绒毛膜囊是否相连，以除外残角子宫妊娠（图 1-17）。

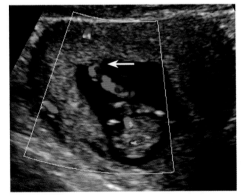

图 1-16 胎儿脐带胎盘入口切面
箭头示脐带胎盘入口

4. 母体子宫及双附件　观察母体子宫肌层及双附件区，以除外子宫肌瘤、附件区占位等。

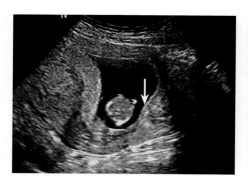

图 1-17　母体宫颈切面

箭头示宫颈内口

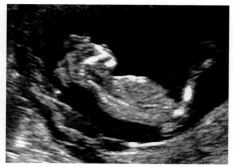

图 1-18　胎儿无脑畸形,颅骨光环缺失

四、早孕超声异常表现

1. 颅脑结构异常

（1）无脑及露脑畸形:主要表现为颅骨光环缺失,无脑组织或者残存部分脑组织(图 1-18)。部分露脑畸形的胎儿头颅部可见被脑膜包绕的脑组织,但颅骨光环未显示,这时如仅在正中矢状面观察容易漏诊,需要观察头颅横切面。

（2）前脑无裂畸形:此畸形可分无叶型、半叶型及叶状型,通常只有无叶型前脑无裂畸形可以在早孕期诊断,主要表现为头颅横切面上未能显示前部脑中线,可见双侧侧脑室融合为单一脑室以及融合的丘脑(图 1-19)。

2. 腹壁脐带入口异常

（1）脐膨出:超声可见胎儿腹腔脏器自脐部膨出,膨出物周围有包膜覆盖

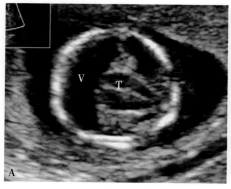

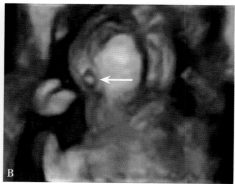

图 1-19　胎儿前脑无裂畸形

单一脑室（V）及融合的丘脑（T）,另可见喙鼻（箭头）

（图 1-20）。生理性中肠疝可发生于 12 周之前的正常胎儿，且膨出物通常只包含肠管，如脐膨出发生在 12 周以后，或者发现膨出物内包含肝脏等脏器，可诊断脐膨出。脐膨出的发生与胎儿染色体异常相关，因此如发现脐膨出，应进行全面胎儿超声筛查并建议孕妇做染色体检查。

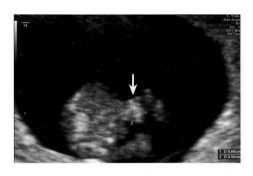

图 1-20　胎儿脐膨出
箭头示膨出物

（2）体蒂异常：超声表现主要包括较大的腹壁或胸腹壁缺损合并脏器疝出、胚外体腔持续存在，胎儿可合并脊柱排列异常、神经管缺陷、肢体变形、单脐动脉及脐带过短或缺如等。由于早孕期可以清楚地观察到胚外体腔及疝入其中的脏器，因此早期诊断相对容易。

　　3. 肢体异常

　　（1）肢体残缺：因在胚胎发育不同时期肢芽发育受阻所导致的肢体完全缺失或部分缺损。其中，桡骨缺如是胎儿前臂桡侧单一长骨的缺失，可合并同侧的手发育不良或缺如，可能与染色体异常有关，发现后需进行全面的胎儿畸形筛查。

　　（2）先天性骨软骨发育不良：表现为四肢异常的短小，头颅相对较大，早孕期常合并颈项透明层增厚（图 1-21）。

　　（3）并腿畸形：为人鱼序列征在早孕期的主要异常征象，超声可见胎儿双下肢软组织融合，但股骨、胫骨、腓骨等长骨均可显示。

　　（4）先天性关节挛缩：为两个或两个以上肢体关节的挛缩，主要表现为膝

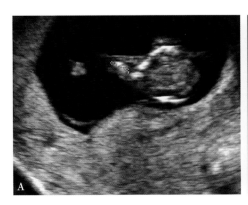

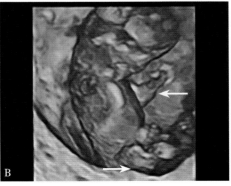

图 1-21　胎儿四肢异常短小
测量游标所示为肱骨长，箭头示短小的四肢

关节及肘关节的过度弯曲,双侧腕关节及踝关节内翻(图 1-22)。由于部分病例在妊娠后期才出现关节异常,因此在早孕期的诊断率较低。

4. 膀胱切面异常

(1)巨膀胱:早孕期在胎儿纵切面显示膀胱最大径大于 7mm,可诊断巨膀胱(图 1-23),应进行全面胎儿超声筛查并建议孕妇做染色体检查。

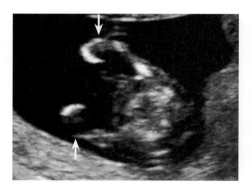

图 1-22　胎儿双侧腕关节挛缩

箭头示双侧腕关节

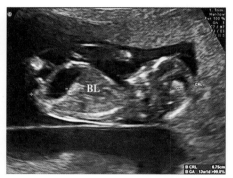

图 1-23　胎儿巨膀胱

BL:膀胱

(2)单脐动脉:正常胎儿下腹部可见两根脐动脉走行于膀胱两侧,如果在膀胱横切面仅见一侧脐动脉,则可诊断为单脐动脉。单脐动脉可以是正常变异,亦可能合并心脏、骨骼、肾脏等其他胎儿畸形,如发现胎儿单脐动脉应建议进行全面胎儿超声筛查。

5. 心脏异常

(1)心脏位置异常:正常胎儿心脏位于左侧胸腔,与胃泡无回声位于同侧。如发现心脏位于右侧胸腔或膨出于胸壁之外,可诊断为右位心或心脏外翻。

(2)心轴异常:四腔心切面上,心轴正常在 40° 至 50° 范围,随孕周增加而增加,严重的心脏畸形在早孕期可能只表现为心轴右偏或左偏,因此发现胎儿心轴异常时需密切随诊,尽早诊断心脏畸形。

6. 染色体异常　胎儿染色体异常的早孕期超声指标主要包括颈项透明层(NT)增厚(图 1-24)、鼻骨缺失、

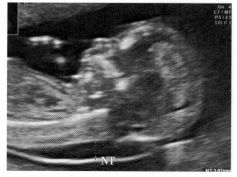

图 1-24　胎儿颈项透明层增厚

NT:颈项透明层

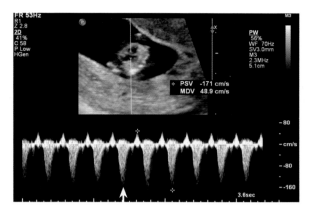

图 1-25　胎儿三尖瓣反流

箭头示反流波

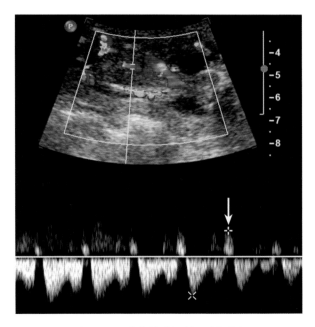

图 1-26　胎儿静脉导管 A 波反向

箭头示 A 波

三尖瓣反流(图 1-25)、静脉导管频谱异常(图 1-26)等。结合各指标可评估胎儿染色体异常的风险。

（欧阳云淑　袁岩　陈倩）

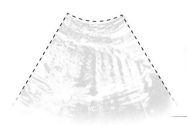

第二章

胎儿中晚孕超声检查

第一节 总 论

一般情况下,孕早期 11~14 周超声检查完成后,第一次中孕期超声检查应于孕 20~24 周进行,也称为"中孕超声筛查",如孕早期筛查高危者、多胎妊娠或怀疑有肢体、脊柱、心脏异常等情况时建议提前至孕 17~18 周进行第一次中孕超声检查。晚孕期超声检查一般于孕 32 周及孕 36 周左右进行,但根据不同孕妇的具体情况和临床指征可酌情增减。

中晚孕期超声检查时孕妇无需特殊准备,患者充分暴露下腹部,可根据胎儿体位调整孕妇体位至左、右侧卧位。一般选用频率 3.5~5MHz 凸阵探头经腹检查,选择仪器设置的产科条件,或在保证图像清晰的前提下,尽量采用低能量输出,必要时可以加用彩色多普勒和频谱多普勒辅助诊断。按不同的超声标准切面分别显示胎儿颅脑、颜面、心脏、腹部、脊柱、肢体、附属物等结构,并测量胎儿超声径线(后文中详述),将孕妇信息、标准超声切面图像及超声报告存储于工作站硬盘中进行妥善保存。

中孕超声检查建议应测量的胎儿超声径线包括:双顶径、头围、腹围、股骨长、羊水最大深度。应显示的超声切面包括:颅骨光环切面、透明隔腔切面、侧脑室切面、小脑横切面、鼻唇冠状切面、颜面正中矢状切面、双眼眶切面、胸腔横切面(可同四腔心切面)、胸腔纵切面、四腔心切面、左室流出道切面、右室流出道切面、三血管气管切面、胃泡及脐静脉切面、胆囊切面、腹壁脐带入口切面、双肾切面、膀胱及双脐动脉切面、脊柱纵切面、脊柱横切面、股骨 / 肱骨 / 尺桡骨 / 胫腓骨切面、手 / 足切面、脐带胎盘入口切面、宫颈切面。

如果因为孕妇腹壁厚、胎儿位置不理想等原因在孕 20~24 周超声检查时不能完成要求的所有标准切面的清晰扫查和留存图像,需在报告中写明,并建议在 2~4 周后进行超声复查,以免遗漏重要的胎儿超声切面。

如果中晚孕期经腹部超声检查不能清晰显示胎盘下缘、宫颈等结构时,可进行经会阴或经阴道超声检查,经会阴检查时使用凸阵探头、经阴道检查时使用阴道探头进行超声扫查。

在现阶段我们认为三维或四维超声在常规胎儿超声检查中不是必需的，是否进行三维或四维超声检查取决于超声医生。

所有临床医生都应该充分认识到，由于产前超声检查是通过按照要求显示的超声标准切面来判断胎儿结构是否有异常，因此标准切面不能显示的结构如胎儿双耳如有异常就通常不能被产前超声所发现或诊断，另外受到现有超声仪器分辨率和胎儿体位的限制等一些结构的异常如心脏室间隔缺损、手指的部分缺失等也常会漏诊。因此，临床医生应尽可能地让孕妇及家属充分了解产前超声检查的局限性，实事求是地解释超声报告，避免绝对性的用语，避免患者或家属对产前超声检查产生过高的预期，相互理解沟通，防患于未然，才能使得胎儿超声检查技术得以健康有序地发展和进步。

（孟　华　姜玉新）

第二节　胎儿颅脑超声检查

一、简介

胎儿颅脑超声检查是胎儿超声的重要检查项目之一，双顶径和头围的测量常常是胎儿超声检查的第一步，颅内各结构的超声观察是评估胎儿生长发育情况、评价胎儿预后的重要组成部分之一。

二、应显示结构、切面及标准测量方法

（一）双顶径和头围的测量

标准切面：颅脑横断面，左右结构基本对称，显示脑中线、透明隔腔及远场侧脑室后角，不应显示小脑及幕下结构（图 2-2-1）。放大至胎头占屏幕的 1/3~1/2 以上。

测量方法：双顶径及头围可在上述同一切面进行测量，测量双顶径时为近场颅骨骨板外缘至远场颅骨内缘间垂直于脑中线的最大距离；测量头围时用椭圆功能键沿胎儿颅骨外缘直接测出头围周长，不应包括颅骨外软组织。

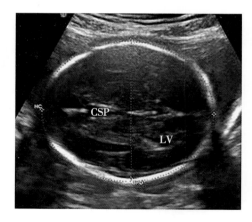

图 2-2-1　双顶径和头围测量切面
CSP：透明隔腔；LV：侧脑室

（二）颅骨光环

颅骨光环呈类圆形或椭圆形强回声，无明显缺损。

（三）透明隔腔切面

透明隔腔位于脑中线前 1/3 处，呈方形或梯形无回声，左右两侧见等号样强回声。

透明隔腔宽度测量方法：测量透明隔腔无回声的最大左右径，将取样点放置于两侧等号样强回声的内侧缘，正常透明隔腔左右径不大于 10mm。

（四）侧脑室切面

侧脑室体部水平胎头横切面（图 2-2-2）：显示侧脑室体部、侧脑室后角以及脉络丛结构，无明显异常时显示远场的侧脑室即可。

侧脑室体部宽度测量方法（图 2-2-2A）：垂直于侧脑室体部内、外侧壁进行测量，注意取样点放置于线样强回声壁和侧脑室内无回声区的交界处，正常中晚孕期测值不大于 10mm。若侧脑室体部和后角宽度不一致，可加测侧脑室后角宽度，方法同侧脑室体部宽度测量（图 2-2-2B）。近场侧脑室由于超声伪像的干扰常常无法显示标准切面及进行宽度测量，应等待其转动至远场时再进行测量。

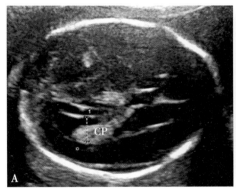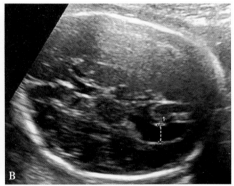

图 2-2-2　侧脑室切面

A. 侧脑室体部测量切面，CP：脉络丛；B. 侧脑室后角测量切面

（五）小脑横切面

小脑水平横切面，脑中线居中，显示小脑半球、中线处的小脑蚓部、小脑延髓池。正常小脑半球呈"8"字形结构，小脑延髓池未见增宽或消失（图 2-2-3）。

小脑延髓池宽度测量方法：取样点放置于小脑蚓部后缘及颅骨强回声内缘，正常中孕时小脑延髓池宽度小于 10mm。

小脑横径测量方法（图 2-2-3）：取样点放置于左右小脑半球的两侧边缘处，

正常小脑横径随孕周而逐渐增长。

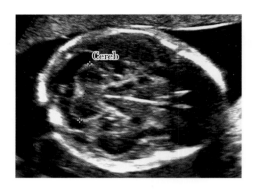

图 2-2-3　小脑横切面

cereb:小脑

三、颅脑超声异常表现

(一)颅骨光环不完整或形态异常

1. 颅骨光环不完整　超声表现为强回声的颅骨光环出现部分或全部缺损。常见病因为:

(1)无脑儿:超声可见眼眶上方颅骨完全缺失,可能有部分脑组织残留,暴露于羊水中,称为露脑畸形,由于无颅骨保护后期可能完全退化消失。

(2)脑膜脑膨出:由于中线部位的颅骨缺损造成,常见部位为枕部(图 2-2-4)、额部及顶部,超声可见颅骨缺损,缺损处向外膨出的包块为囊性(单纯脑膜膨出)或囊实性(脑膜及脑组织膨出),颅底部的脑膜脑膨出超声很难诊断。

(3)羊膜带综合征(图 2-2-5):可发生于颅骨任何部位而非中线上,多伴躯干、四肢等其他结构异常。

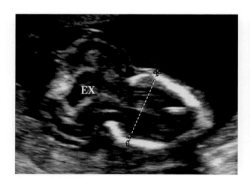

图 2-2-4　枕后部颅骨光环缺失

EX:膨出于颅骨光环外的脑膜脑组织

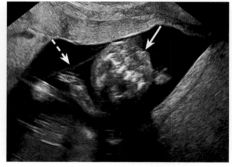

图 2-2-5　羊膜带综合征所致颅骨光环缺损(实线箭头),周围见羊膜缠绕(虚线箭头)

2. 颅骨光环形态异常　常由于颅骨骨缝早闭所致。胎儿正常骨缝形态及宽度随孕周变化。不同部位颅骨骨缝早闭导致不同的颅骨形态异常,如矢状缝早闭可形成长头型,冠状缝早闭可形成短头型,有时可合并颜面部异常如眼距增宽、前额突出等(图 2-2-6)。

(二)透明隔腔缺失——侧脑室前角融合

重度者表现为脑前部见单一巨大脑室(图 2-2-7),常为无脑叶型前脑无裂

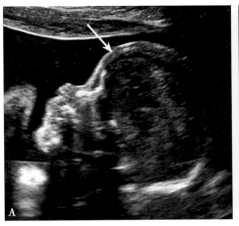
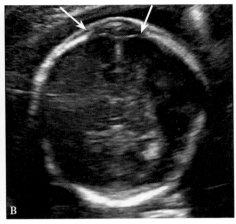

图 2-2-6 颅骨冠状缝早闭

A. 胎儿颜面正中矢状切面可见前额突出(箭头);B. 颅骨矢状缝异常增宽(两箭头间为异常增宽的矢状缝)

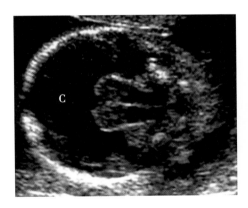
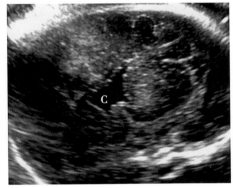

图 2-2-7 前脑无裂畸形

透明隔缺失,双侧侧脑室融合,脑前部见单一巨大脑室(C)

图 2-2-8 透明隔腔缺失,侧脑室前角融合(C)

畸形所致,常合并颜面部异常如正中唇裂、喙鼻征、眼距近等表现。

　　轻度者超声表现为等号样强回声消失,在正常应显示方形透明隔腔无回声的部位出现蝴蝶形状的无回声(图 2-2-8),实为两侧侧脑室前角融合所致。常见病因为:脑叶型前脑无裂畸形(部分大脑没有完全分开导致侧脑室前角融合),视-隔综合征(透明隔及视神经发育不良),裂脑畸形等。

　　(三) 透明隔腔消失—侧脑室前角不融合

　　超声表现为前部脑中线处未显示方形无回声的透明隔腔,同时两侧侧脑室前角向外移位。

常见病因为:完全型胼胝体发育不良,常伴有侧脑室体部及后角的增宽,呈现水滴状侧脑室改变(图2-2-9)。部分型胼胝体缺失主要为后部缺失,透明隔腔不消失,仅凭产前超声检查难以发现和确诊。

(四)透明隔腔增大

超声表现为透明隔腔无回声宽度增大(≥10mm),常合并前后径增大及后部透明隔腔增宽(也被称为第六脑室增宽)(图2-2-10)。

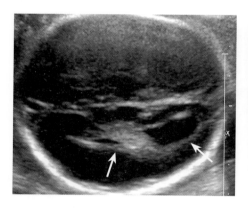

图2-2-9　透明隔腔消失,侧脑室呈水滴样形态(箭头)

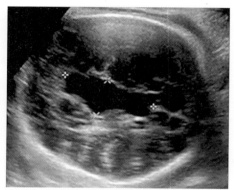

图2-2-10　透明隔腔增大(测量点所示范围为透明隔腔)

常见病因为单纯透明隔腔增大,不合并侧脑室增宽及其他系统超声异常者一般预后良好,生后透明隔腔会逐渐减小及消失。此外晚孕时透明隔腔增大还可见于右心功能异常的胎儿中,常合并双侧侧脑室轻度增宽、右心增大、脐动脉阻力增高、大脑中动脉阻力降低等宫内缺氧表现,应密切随访观察。

(五)侧脑室增宽

超声表现为侧脑室体部及(或)后角宽度≥10mm,脉络丛从平行于脑中线变为倾斜位或垂直于脑中线。侧脑室分为前角、体部、下角及后角四个部分,其中只有体部和下角处有脉络丛结构,前角和下角暂无标准的测量切面和正常值。

根据侧脑室增宽程度的不同分为以下几种:

1. 重度侧脑室增宽(图2-2-11)　侧脑室体部宽度 >15mm,多为脑室系统梗阻所致,可称为脑积水。其中最常见的原因为中脑导水管狭窄,导致侧脑室和第三脑室明显增宽,脉络丛呈垂直位。

2. 轻度侧脑室增宽(图2-2-12)　侧脑室体部宽度 10~15mm,且随诊不进展为重度脑室扩张,多为全身其他系统异常而非梗阻所致,如胎儿染色体异

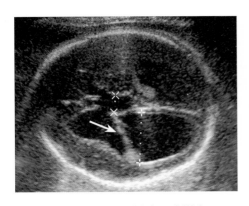

图 2-2-11 双侧脑室重度增宽
第三脑室及室间孔增宽,脉络丛呈垂直位(箭头),"+"测量点之间长度为侧脑室宽度,"×"测量点之间长度为第三脑室宽度

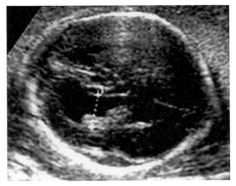

图 2-2-12 远场侧脑室轻度增宽
测量点之间长度为侧脑室宽度。该病例为21 三体胎儿

常、右心衰竭、局部占位压迫、病毒感染等,单纯轻度侧脑室增宽也可见于正常胎儿,应进一步进行详细的超声检查、染色体核型分析、病毒检查、MRI 胎儿颅脑检查等。

3. 非对称性侧脑室增宽(图 2-2-13) 两侧侧脑室宽度明显不同,或一侧正常而另一侧增宽,多由于一侧室间孔病变、或局部病变如脑孔洞畸形导致一侧侧脑室增宽所致。

4. 侧脑室前角增宽(图 2-2-14) 常表现为侧脑室前角明显增宽,而体部及后角无明显增宽。常见于颅内出血,多发生于孕中晚期,出血部位可位于脑

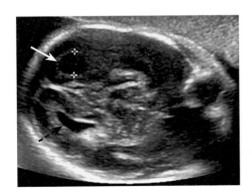

图 2-2-13 非对称性侧脑室增宽
两侧侧脑室宽度明显不同,近场轻度增宽(实箭头,测量点之间长度为近场侧脑室后角宽度),远场宽度正常(虚箭头)

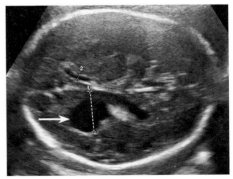

图 2-2-14 远场侧脑室前角增宽,为颅内出血所致

室内、脑实质、硬脑膜或蛛网膜下,当出血量较多,于侧脑室前角处或前角旁形成异常回声时超声可发现,急性期病灶多为强回声,随后血肿液化逐渐转变为低至无回声,可表现为颅内形态不规则的囊性占位。

5. 侧脑室呈水滴样增宽 超声表现为侧脑室体部及后角轻度增宽,而前角无明显增宽(图 2-2-9),双侧前角与脑中线距离增大,透明隔腔缺失,最常见于完全型胼胝体发育不良。

(六)小脑延髓池增宽

超声表现为小脑延髓池宽度≥10mm。

常见病因为:

1. Dandy-Walker 综合征 是由于小脑蚓部发育不全导致小脑蚓部缺失、小脑延髓池增宽的一种先天异常,可合并脑室积水或其他颅内外结构异常。小脑蚓部接近完全缺失称为完全型,超声可显示颅后窝囊肿,两侧小脑半球分离,小脑蚓部不显示(图 2-2-15);小脑蚓部部分缺失或发育不良(通常为下部缺失或发育不良)称为部分型(又称变异型),超声可显示小脑延髓池增宽及部分小脑蚓部回声,而下部未显示,同时小脑半球于下部分开。需注意:小脑蚓部于孕 18 周之后才发育完整,之前无法判断;部分型小脑蚓部缺失或发育不良产前超声无法明确诊断,超声疑为 Dandy-Walker 综合征时应进行胎儿磁共振(MRI)检查以帮助诊断。

2. 单纯小脑延髓池增宽(图 2-2-16) 常见于晚孕胎儿,特别是臀位或长头型胎儿,不合并其他结构异常,不合并小脑蚓部缺失或发育不良,预后良好。

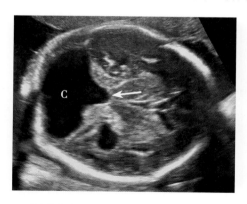

图 2-2-15 Dandy-Walker 综合征
小脑延髓池增宽(C),两侧小脑半球分离,小脑蚓部不显示(箭头)

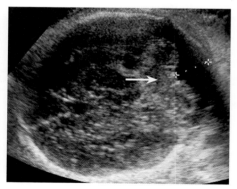

图 2-2-16 单纯小脑延髓池增宽
两侧小脑半球及小脑蚓部形态未见明显异常(箭头所指处为小脑蚓部)

3. Blake's 囊肿 第四脑室顶部与小脑延髓池相通的中央孔延迟开放,由于脑脊液聚积于第四脑室导致第四脑室扩张,超声表现为后颅窝囊肿。不合并小脑蚓部缺失或发育不良,预后良好。

(七) 小脑延髓池消失——小脑呈"香蕉征"

超声表现为小脑失去正常形态(图 2-2-17),小脑蚓部向后移位,导致小脑延髓池减小或消失,小脑呈"香蕉征",可合并双侧侧脑室增宽。最常见于开放型脊柱裂。

(八) 颅内异常占位

1. 颅内无回声

(1) 中线处无回声

1) 前部无回声:重度双侧侧脑室增宽、前脑无裂畸形合并脑室增宽、积水性无脑畸形,透明隔消失—侧脑室前角融合等。

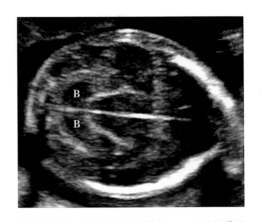

图 2-2-17　小脑延髓池消失——小脑呈"香蕉征"

B:小脑半球

2) 中部无回声:第三脑室扩张(梗阻型脑积水或胼胝体缺失等所致),蛛网膜囊肿,Galen 动静脉瘘(图 2-2-18)等。

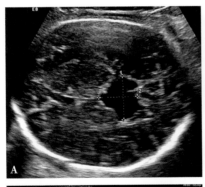
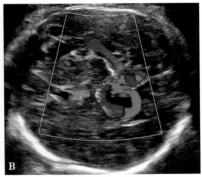
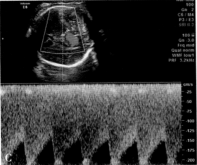

图 2-2-18　Galen 动静脉瘘

A. 脑中线中部无回声(测量点之间的范围);B. 彩超显示无回声内充满血流信号;C. 血流频谱呈高速低阻

3）后部：Dandy-Walker 综合征、小脑延髓池增宽等所致后颅窝囊肿等。

（2）非中线处无回声

1）蛛网膜囊肿（图 2-2-19）：位于蛛网膜或蛛网膜下腔处，中线或两侧，单发或多发，病因为原发或继发于出血、感染、创伤引起的脑脊液潴留。超声表现为边界清晰的无回声，其内为脑脊液，可有分隔，多数不合并其他畸形，预后好。

2）脉络丛囊肿（图 2-2-20）：侧脑室脉络丛处出现的无回声，大多数于 26 周后自行消失，目前认为与染色体异常特别是 18- 三体综合征的发生有一定相关性，但不合并其他异常者不影响预后。

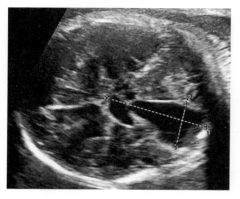

图 2-2-19　蛛网膜囊肿
一侧颅内无回声，边界清晰（测量点之间的范围）

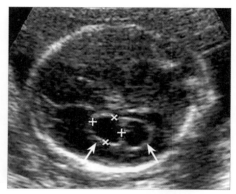

图 2-2-20　脉络丛囊肿
侧脑室脉络丛处两个无回声（箭头）

3）脑孔洞畸形：由于脑缺血、出血、感染或创伤所致，超声表现为大脑半球脑实质处的囊性占位，内充满脑脊液，与脑室或蛛网膜下腔相通（图 2-2-21），常于晚孕时发现，通常较大，可与邻近侧脑室相通形成非对称性脑室扩张。

4）裂脑畸形：由于神经细胞异常迁移所致，导致单侧或双侧对称性的脑实质中断，出现裂缝样无回声。

5）侧脑室前角旁无回声（图 2-2-22）：多于晚孕期出现，位于侧脑室前

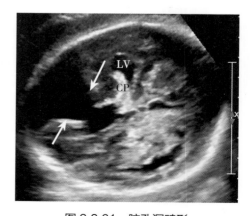

图 2-2-21　脑孔洞畸形
一侧脑实质内无回声（箭头），与同侧侧脑室相通，LV：侧脑室；CP：脉络丛

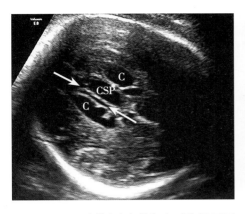

图 2-2-22　双侧侧脑室前角旁对称性无回声(C),中线处的透明隔腔(CSP),箭头之间为正常侧脑室前角

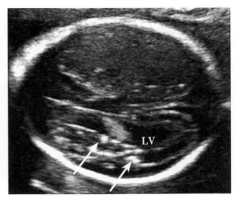

图 2-2-23　侧脑室周围及脑实质处多个点状强回声(箭头)

LV:侧脑室

角旁,常双侧对称,侧脑室前角不增宽,可能为室管膜下组织退化所致,需与颅内出血、脑室旁脑白质软化等鉴别,若不合并其他颅内外超声异常时预后良好,可生后随访复查。

2. 颅内强回声或混合回声

(1) 多发点状强光点常见于颅内感染如巨细胞病毒感染侵犯颅内,或先天遗传因素导致的脑发育不良所致的颅内钙化灶,超声可见侧脑室增宽,侧脑室周围及脑实质处多个点状强回声病灶(图 2-2-23),严重者可伴有头围小、蛛网膜下腔增宽等脑实质发育不良的表现。

(2) 团块状强回声若位于前部脑中线处常为完全性胼胝体发育不良合并脂肪瘤,若位于侧脑室内或侧脑室旁常为颅内出血急性期,若位于蛛网膜下腔处常为蛛网膜下腔出血急性期,上述颅内出血病灶随血肿逐渐液化吸收可转变为混合回声、中低回声甚至无回声(图 2-2-24)。此外团块状强回声或混合回声还可能见于各种颅内肿瘤或颅内血管源性病变如静脉窦血栓等(图 2-2-25),胎儿颅脑 MRI 检查可帮助鉴别诊断。

(九) 小头畸形

指头围小于相应孕周的第五百分位数,但须除外孕周不准导致的偏差、家族遗传性小头但无神经系统损害及其他异常者。见于多种遗传及环境因素所致的神经细胞增殖异常,如先天发育异常、孕期感染、胎儿酒精综合征、骨缝早闭神经组织受压等,可与其他畸形合并存在。由于神经细胞增殖减少,大脑半球发育不良使大脑半球体积小于正常,而其他低级中枢发育相对正常。超声检查表现为头围小,颅内脑实质变薄、蛛网膜下腔增宽,可伴有脑室扩张,脑沟

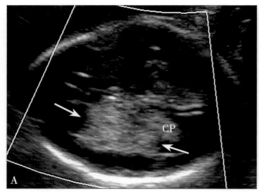
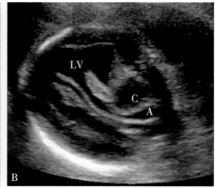

图 2-2-24 颅内出血

A. 一侧颅内强回声,形态不规则(箭头),MRI 证实为颅内出血灶,CP:脉络丛;B.10 天后出血灶变为中低回声(C),位于侧脑室前角旁,侧脑室增宽,LV:侧脑室,A:侧脑室前角

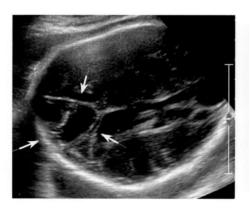
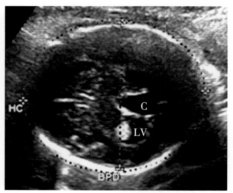

图 2-2-25 颅后部三角形混合回声(箭头之间的区域),MRI 证实为静脉窦血栓形成

图 2-2-26 小头畸形

胎儿头围明显小于孕周,侧脑室(LV)形态发育不良,脑中线处无回声(C)

回发育不良,脑中线处无回声(图 2-2-26),小脑蚓部及脑桥发育不良等,感染所致者可见颅内钙化灶。

(十)脑沟回发育异常

常规胎儿颅脑超声检查仅能显示少数大的脑沟回,如侧裂等,近场由于受到颅骨后方声波衰减的影响,脑沟回更难以显示,因此胎儿脑沟回的发育情况仅靠超声检查无法准确评估,如有小头畸形、侧脑室增宽、遗传性疾病等情况怀疑脑沟回发育异常时应进行胎儿 MRI 检查以帮助诊断。此外,胎儿脑沟回的发育与孕周密切相关,不同孕周正常脑沟回的形状可能完全不同,因此诊断时应格外慎重(图 2-2-27)。

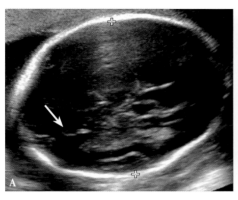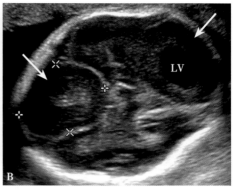

图 2-2-27 巨脑回畸形

A. 脑中线偏移至远场侧(箭头);B. 近场侧颅内结构紊乱,脑回增大(箭头),侧脑室(LV)增宽

(十一) 颅脑三维超声

三维超声应用于颅内异常的诊断和鉴别诊断时,能够比二维超声提供更多的诊断信息,特别是多平面成像技术能够合成出中晚孕胎儿颅脑正中矢状切面,而通常这一切面在多数经腹胎儿常规二维颅脑超声中难以清晰显示。在颅脑正中矢状切面上能够显示出胼胝体、透明隔腔、小脑蚓部等结构的正中矢状切面(图 2-2-28),对于诊断胼胝体缺失、Dandy-Walker 综合征等病变、定位脑中线上的异常占位等有很大的帮助。目前三维超声已成为胎儿颅脑超声中一个重要的组成部分,应用越来越广泛。

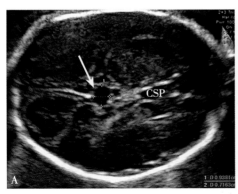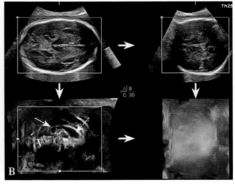

图 2-2-28 颅脑三维超声

A. 二维超声颅脑横断面显示脑中线中后部小无回声(箭头),CSP:透明隔腔;B. 三维超声 C 平面显示该无回声(实线箭头)位于胼胝体及透明隔腔(虚线箭头)后方,V:小脑蚓部

(孟 华 李胜利 谢红宁)

第三节　胎儿颜面部超声检查

一、简介

　　胎儿颜面部主要包括前额、额骨、双眼球、眼眶、鼻及双侧鼻孔、上唇、下唇、颊部等多个结构。胎儿颜面部结构异常还常与多种胎儿染色体异常和畸形综合征合并发生,需进行全面细致的检查。

二、应显示结构或切面及标准测量方法

　　胎儿颜面部可通过矢状切面、冠状切面及横切面来检查,主要的观察结构有双眼球、眼眶、鼻及上唇等结构。

(一) 鼻唇冠状切面

　　胎儿鼻唇冠状切面(图 2-3-1),显示双侧鼻孔、上唇、下唇、颊部等,可除外喙鼻、单鼻孔、唇裂等畸形。

(二) 颜面正中矢状切面

　　颜面正中矢状切面(图 2-3-2),需将图像放大至颜面部占屏幕的2/3以上。声束尽可能正对胎儿面部,显示前额、额骨、鼻、鼻骨、上下唇、下颌,注意在此切面不应显示眼眶。此切面可除外有无小头畸形、小下颌畸形、鼻骨缺失等异常;还可观察鼻骨形态、测量鼻骨长度,测量时声束与鼻骨长轴成60°~90°,测量光标置于鼻骨强回声上下两端的外缘。

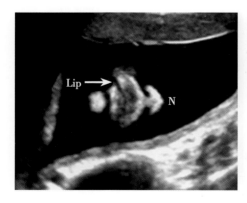

图 2-3-1　胎儿鼻唇冠状切面
胎儿嘴唇(Lip)、鼻及双侧鼻孔(N)

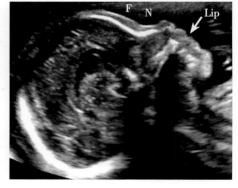

图 2-3-2　胎儿颜面正中矢状切面显示前额
(F)、额骨、鼻(N)、鼻骨、上下唇(Lip)、下颌

(三) 双眼眶切面

胎儿头部横切面,将声束尽量从胎儿面部正前方进入,显示两眼眶最大横切面,两眼眶无回声直径与内眼距三者基本等大,同时双侧晶状体等大、眼球等大(图2-3-3)。

三、颜面超声异常表现

(一) 唇腭裂

1. 形态描述 胎儿鼻唇冠状切面,显示胎儿上唇回声连续性中断(图2-3-4)。

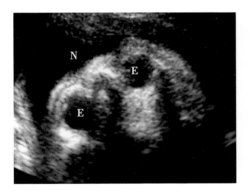

图 2-3-3 胎儿双眼眶切面

胎儿双侧眼眶(E)及鼻部(N)

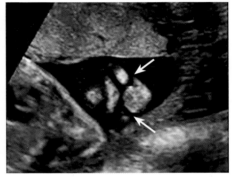

图 2-3-4 胎儿双侧唇裂

胎儿鼻唇冠状切面,显示双侧上唇连续性中断呈无回声带(箭头所示),延伸至胎儿鼻孔水平

(1) 唇裂的分度:Ⅰ度,唇裂只限于唇红部,产前诊断有一定困难;Ⅱ度,裂隙达上唇皮肤,但未达鼻底;Ⅲ度,从唇红至鼻底完全裂开。

(2) 唇腭裂超声征象:胎儿颜面部冠状切面和横切面可清晰显示上唇连续性中断,表现为一侧或双侧上唇连续性中断呈无回声带,可延伸至鼻孔水平,引起受累侧鼻孔变形、变扁。单侧唇裂时,两侧鼻孔不对称且唇裂裂口达鼻孔者常为Ⅲ度唇裂;如果鼻孔两侧对称、鼻孔不变形、唇裂裂口未达鼻孔者则多为Ⅱ度唇裂;仅在唇红部显示中断者为Ⅰ度唇裂。Ⅰ度唇裂因裂口小常漏诊。

2. 合并畸形及相关进一步检查

(1) 约50%的唇裂合并腭裂,25%为单纯唇裂,25%为单纯腭裂;唇裂患者(无论伴有或不伴有腭裂)多数不合并其他畸形,单纯腭裂则约有50%合并其他畸形。

(2) 单纯腭裂产前超声诊断困难,胎儿磁共振检查(MRI)对腭裂诊断有一定帮助。

（二）鼻骨缺失

1. 形态描述　胎儿颜面部正中矢状切面,显示胎儿鼻骨强回声消失(图2-3-5);胎儿颜面部冠状切面,可显示胎儿单侧或双侧鼻骨强回声缺失(图2-3-6)。

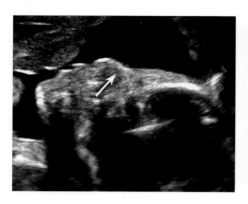 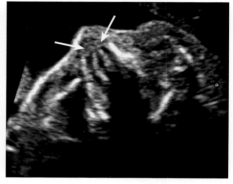

图 2-3-5　妊娠 16~24 周胎儿鼻骨缺失
胎儿颜面部矢状面,显示胎儿鼻骨强回声缺失(箭头所示)

图 2-3-6　妊娠 16~24 周胎儿鼻骨缺失
胎儿颜面部横断面,显示胎儿双侧鼻骨强回声缺失(箭头所示)

2. 合并畸形　妊娠 16~24 周,胎儿头部矢状切面可清晰显示鼻骨,鼻骨随孕周增长,足月时可长达 12mm。21- 三体综合征胎儿通常鼻骨短、甚至缺失。

（三）小下颌畸形

1. 形态描述　主要特征为胎儿下颌骨小,下巴后缩,下唇位置位于上唇后方,轻者外观可无明显异常,严重者下颌骨极小,几乎看不出明显下巴结构或仅显示小下颌。通过超声检查胎儿颜面部正中矢状切面,显示胎儿下巴小、下颌向后退缩、下唇较上唇明显后移、张嘴及吞咽动作不明显等征象进行诊断;正常下颌骨长度约等于胎儿双顶径的一半,严重小下颌畸形低于此比值(图 2-3-7)。

2. 合并畸形　由于可伴发张嘴及吞咽动作异常,晚孕时可合并羊水多;胎儿小下颌畸形伴发于其他部位结构异常时,通常提示可能合并胎儿染色体异常。

（四）颜面部异常占位

胎儿颜面部冠状切面及矢状切面连续扫查,可显示胎儿颜面部占位病变,自颜面部皮肤表面向羊膜腔内突起(图 2-3-8)。

（五）颈部淋巴水囊瘤

1. 形态描述

(1) 颈部淋巴水囊瘤为先天性淋巴系统畸形所致的良性、淋巴源性的多囊

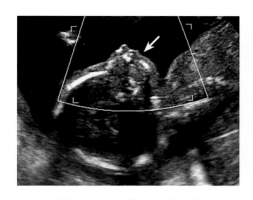

图 2-3-7　胎儿小下颌畸形
胎儿颜面部正中矢状切面,显示胎儿小下颌及上颌前突(箭头指示)

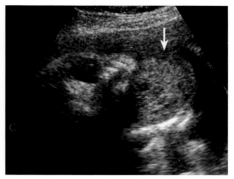

图 2-3-8　胎儿颜面部异常占位病变
胎儿双眼眶横切面,显示右侧眼眶部占位(箭头所示)

性病变,囊肿实质是淋巴液淤积和淋巴管扩张。

(2)超声征象:妊娠 14~26 周胎儿超声检查,胎儿颈部纵切面及横切面可显示为单侧或双侧薄壁性囊性肿块;多为无回声暗区,少数囊内可见光团或光斑回声;可呈单房或多光带分隔呈多房,大的囊肿可见较粗分隔将囊肿分为对称性的左右两部分;彩色多普勒显示可能在囊壁处显示少许星点状的血流信号(图 2-3-9)。

2. 合并畸形及相关进一步检查　颈部淋巴水囊瘤胎儿常合并全

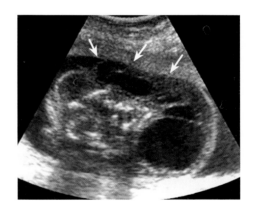

图 2-3-9　胎儿颈部淋巴水囊瘤
胎儿颈部横切面,显示胎儿颈部多房囊性肿块(箭头所示)

身皮肤水肿;部分胎儿同时合并胸、腹腔积液、脑积水、脑室增宽或单脐动脉等发育异常;多数胎儿合并羊水过少;发现颈部淋巴水囊瘤可进一步行羊水穿刺等检查,除外合并染色体异常。

3. 鉴别诊断　颈部囊性淋巴瘤应注意与颈部畸胎瘤、脑膜膨出瘤、脑脊膜膨出、胎盘囊肿相鉴别。

(杨　萌　田家玮)

第四节 胎儿胸腔超声检查

一、简介

胎儿胸腔以锁骨为上界,膈肌为下界,胸腔内脏器主要包括心脏、肺脏及胸腺。胎儿心脏详见第二章第五节。胎儿肺脏位于纵隔两侧,呈均匀中等回声,随孕周发展回声呈增高趋势。胎儿胸腺位于前纵隔,呈均匀实性低回声,74%的胎儿可显示胸腺。

孕26周以后肋骨骨化产生的声影会干扰胎儿胸腔特别是肺脏的显示。但需要注意的是,某些胸腔畸形(如膈疝)可能在晚孕期出现,而中孕期发现的某些畸形(如隔离肺)也可能在随后的超声复查中消失。

二、应显示结构或切面及标准测量方法

(一) 横切面

自肺尖向下依次扫查,可显示各水平胸腔横切面。胸腔顶端横切面可显示两侧锁骨(图2-4-1)。锁骨水平以下的胸腔横切面近似圆形,通常只显示一根完整的肋骨,若显示多个肋骨,则说明切面倾斜。肋骨包绕胸腔1/2以上,心脏约占胸腔的1/4~1/3,心脏大部分位于胸腔中线左前区。降主动脉位于脊柱左前方,与其相邻的心房为左心房。胸腺位于心脏三血管切面前方。

1. 胸围测量 四腔心水平胸腔横切面为测量胸围的标准切面(图2-4-2)。沿肋骨外缘测量胸围周长,不包括皮肤及皮下脂肪层。

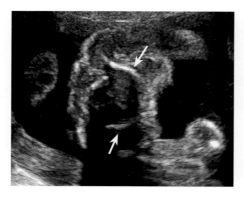

图 2-4-1 胸腔顶端横切面
箭头所示为两侧锁骨

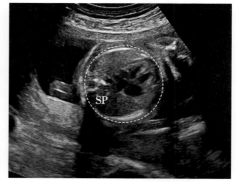

图 2-4-2 胸围测量切面
SP:脊柱

2. 胸腺　心脏三血管切面可显示胸腺的最大横切面,为观察胎儿胸腺的常规切面(图2-4-3)。该切面上胸腺位于胸骨后方、三血管前方及两肺叶的内侧,形状略呈方形或类椭圆形。中孕期19~22孕周时胸腺回声类似或稍强于两侧肺脏,晚孕期胸腺回声稍减低,更易于辨认其边界。

胸腺测量:横径,即与胸廓前后径垂直的胸腺的最大横径(图2-4-4A);前后径,在胸骨和椎体中点连线上测量胸腺前后径(图2-4-4B);周长,沿胸腺边界描绘测量(见图2-4-3);三维容积成像可计算胸腺体积(图2-4-4C)。

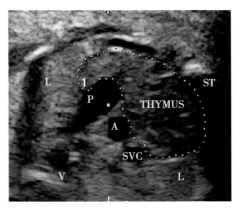

图 2-4-3　胸腺横切面

THYMUS:胸腺;L:肺;P:肺动脉;A:主动脉;SVC:上腔静脉;ST:胸骨;V:椎体;虚线所示为胸腺周长测量示意图

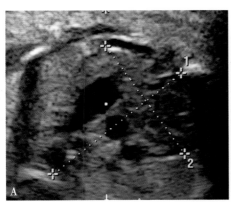

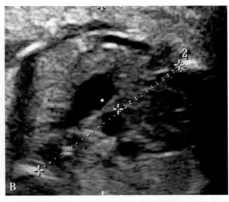

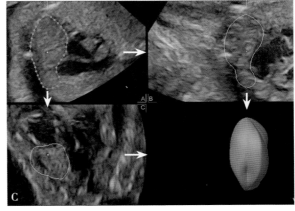

图 2-4-4　胸腺测量切面

A.胸腺的横径测量示意图;

B.胸腺的前后径测量示意图;

C.胸腺体积计算

3. 肺周长测量 取四腔心切面,清晰显示双侧肺脏与胸壁、心脏的交界面,沿肺脏外缘描绘测量肺周长。肺体积测量:可根据二维超声测量肺的各个径线再通过公式计算体积,也可直接利用三维超声计算软件得出体积。

(二)纵切面

须显示左右两侧胸腔矢状切面,观察内容包括:膈肌低回声带是否完整,胸腹腔比例是否适当,有无腹部异常膨隆或胸腔异常塌陷,胸腔内是否有异常回声等。

1. 右侧胸腔矢状面(图2-4-5)右肺呈锥形,呈均匀中等或中等偏高回声,肺下方为膈肌,膈肌下方为肝脏。右肺与胸壁紧贴。胎儿膈肌在超声图像上显示为光滑的带状低回声,位于胎儿心脏、肺脏和肝脾之间。

2. 左侧胸腔矢状面(图2-4-6)显示心脏及左肺。动态扫查可显示下腔静脉穿过膈肌进入右心房。

3. 肺脏上下径测量(图2-4-7)在胸腔矢状面测量肺尖到肺底中线的距离。

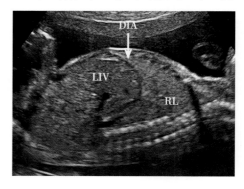

图2-4-5 右侧胸腔矢状面

RL:右侧肺脏;LIV:肝脏;DIA:膈肌(箭头所示)

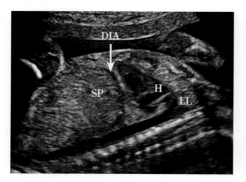

图2-4-6 左侧胸腔矢状面

LL:左侧肺脏;SP:脾脏;H:心脏;DIA:膈肌(箭头所示)

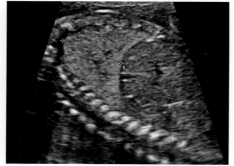

图2-4-7 肺脏上下径线测量

三、胎儿胸腔超声异常表现

(一)胎儿肺发育不良(pulmonary hypoplasia)

1. 形态学描述 胎儿肺脏体积明显缩小,单侧肺发育不良时需与对侧相比较。

2. 常见病因 胎肺在发育过程中出现的肺发育不全或发育迟缓,导致肺脏体积及重量减少,影响气体交换,是新生儿死亡的主要原因之一。

3. 合并畸形及相关进一步检查 早些年,一些学者试图用定量(如胸围、肺上下径线等)或定性(如纵隔移位等)的单一二维超声指标预测胎儿肺发育不良,最初报道其预测价值较强,但近年的研究显示其准确性较差。此后,有学者在评价膈疝引起的肺发育不良中引入了肺头比(lung area to head circumference ratio,LHR)的概念,即选用对侧胎儿肺面积与头围的比值来评价胎肺发育状况,取得了较好的效果。之后有研究提出了另一个更客观、不依赖孕周的预测指标:实际LHR 与预期 LHR 比值(observed to expected LHR,O/E LHR)。当 O/E LHR<15% 为极重度肺发育不良,死亡率为 100%;O/E LHR 介于 15%~25% 之间为重度肺发育不良,存活率约为 15%;O/E LHR 介于 26%~45% 之间为中度肺发育不良,存活率约为 30%~60%;而 O/E LHR>45% 时,为轻度肺发育不良,胎儿存活的可能性大。

近年来,将三维超声应用于评价胎儿肺发育不良成为国内外研究的热点。多种三维超声指标如肺重量 - 体重比(fetal lung to body weight ratio,FLB),胎儿实际肺容积与预期值之比(O/E FLV)等被提出并成功应用,但仍缺乏一种公认的准确、具体、实用的判断标准,因此该方面尚有待于更加深入、系统的研究。

(二)隔离肺(pulmonary sequestration)

1. 形态学描述 一般为边界清楚的强回声包块,呈叶状或三角形,多位于左胸腔底部或左膈下,也可发生在纵隔、膈肌或心包内。大小不一,多数内部回声均匀。较大者可引起纵隔及心脏移位,导致肺脏受压发育不良或胎儿水肿,同侧可伴有胸腔积液。彩色多普勒显示包块动脉血供常来自胸主动脉或腹主动脉(图 2-4-8)。

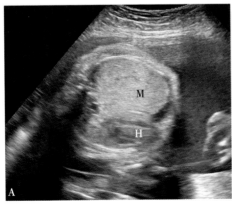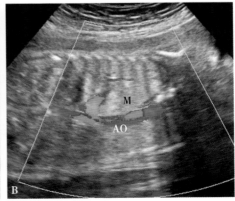

图 2-4-8 隔离肺

A. 二维超声显示边界清楚的强回声包块;B. CDFI 显示包块由主动脉供血;M:隔离肺;H:心脏;AO:主动脉

2. 常见病因 由胚胎的原前肠、额外发育的气管和支气管肺芽接受体循环的血液供应而形成的无功能肺组织团块。可分为叶内型和叶外型两大类,后者多见。叶内型隔离肺位于胸膜内被正常肺组织包绕,叶外型隔离肺独立于正常肺组织之外,被自己的胸膜包绕。

3. 合并畸形及相关进一步检查 最常见的合并畸形是先天性膈疝、膈膨升、膈麻痹。多数(50%~70%)隔离肺随孕周的增加可部分或完全萎缩。

4. 鉴别诊断 主要与先天性肺囊性腺瘤畸形相鉴别,后者由肺动脉供血。还要与肺泡性肺气肿、支气管闭锁等相鉴别。

(三)先天性肺囊性腺瘤畸形(congenital cystic adenomatoid malformation,CCAM)

1. 形态学描述 分为三型,不同类型回声存在一定差异。Ⅰ型、Ⅱ型表现为肺实质内混合回声团块,边界欠清,团块内见直径大小不等囊肿,大者直径可超过20mm;Ⅲ型往往表现为实性包块,呈较均匀中强回声,CDFI显示团块血供来源于肺动脉(图2-4-9)。

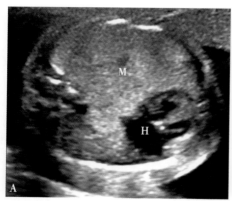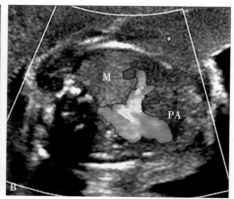

图 2-4-9 先天性肺囊性腺瘤(Ⅲ型)

A.二维超声显示肺实质内中强回声团块;B.CDFI显示团块血供来源于肺动脉;M:肺囊性腺瘤;H:心脏;PA:肺动脉

2. 常见病因 胚胎发育第10周左右,末梢支气管过度生长,呈腺瘤样改变并损害肺泡。常局限于一个肺叶,其血液供应来自肺循环。

3. 合并畸形及相关进一步检查 当囊性腺瘤肿块体积较大时,压迫同侧或对侧肺脏可引起肺发育不良,使新生儿出现呼吸窘迫综合征;压迫纵隔、心血管可引起胎儿水肿;压迫食管使胎儿吞咽羊水受限导致羊水过多。一半以上的肺囊性腺瘤在晚孕时可自行消退或减小,随访观察有助于诊断及判断预后。

4. 鉴别诊断　主要与隔离肺相鉴别,隔离肺血供来源于体循环动脉。

(四)先天性膈疝(congenital diaphragmatic hernia,CDH)

1. 形态学描述　左侧膈疝时二维超声表现为胃泡与心脏在同一切面显示,即胸腔内可见胃泡无回声,位于心脏左侧,而心脏移位至右侧,且低回声膈肌不能显示完整。当显示胃泡与腹部肠管相通或可见蠕动时更能提示诊断(图2-4-10)。右侧膈疝时肝脏疝入胸腔,由于肝脏实质回声与肺脏相近而不易诊断,可依据疝入的胆囊或彩色多普勒显示肝内血管走行帮助诊断。双侧膈疝时心脏被推挤向前,但轴线可能保持正常。

2. 常见病因　膈肌先天发育缺陷所致,腹腔内容物通过横膈上的裂孔或缺损进入胸腔,左侧多见,少数发生于右侧、双侧或食管裂孔处。

3. 合并畸形及相关进一步检查　约29%膈疝病例合并有其他部位异常,也可合并染色体异常。

4. 鉴别诊断　右侧膈疝需与其他肺内实性占位相鉴别,如先天性肺囊性腺瘤样畸形、隔离肺等。与膈膨升鉴别困难。

(五)胸腔积液(pleural effusion)

1. 形态学描述　胎儿胸腔内、肺脏周边可见无回声区,大量胸腔积液可使肺组织受压变小。单侧胸腔积液可出现心脏、纵隔移位(图2-4-11),双侧胸腔积液纵隔移位则不明显。

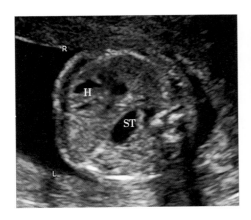

图 2-4-10　膈疝
胸腔横切面显示心脏与胃泡在同一切面显示,心脏右移,胃泡升至胸腔;H:心脏;ST:胃泡

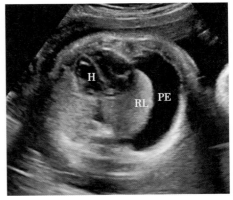

图 2-4-11　右侧胸腔积液
右侧胸腔肺脏周围见无回声区,右侧肺脏受压移位;H:心脏;RL:右侧肺脏;PE:胸腔积液

2. 常见病因　先天性肺囊性腺瘤样畸形、隔离肺、严重心脏畸形、染色体异常、宫内感染、胎儿或孕妇免疫性疾病等。

3. 合并畸形及相关进一步检查 单侧胸腔积液多为原发性,常为淋巴系统异常引起的乳糜胸,可自然消失,但部分与染色体异常有关。继发性胸腔积液多为双侧,常合并有其他胎儿水肿征象。

(武玺宁 杨太珠)

第五节 胎儿心脏超声检查

一、简介

先天性心脏病(congenital heart disease,CHD)简称先心病,是最常见的出生缺陷,活产儿发病率约 4‰~13‰,世界卫生组织的统计数据显示 42% 的婴儿期死亡与其相关。此外,先心病还常伴发其他心外畸形和染色体异常。因此,胎儿心脏超声检查非常必要,尤其对 CHD 高危人群(表 2-5-1)应该详细检查,对 CHD 低危人群也要求提供常规筛查。

表 2-5-1 先天性心脏病相关高危因素

胎儿因素	母亲因素	家族史
染色体异常	代谢性疾病	先天性心脏病
心外畸形	糖尿病	包含先心病的各类综合征
脐膨出	苯丙酮尿症	染色体 22q11 微缺失
食管闭锁	感染性疾病	结节性硬化
十二指肠闭锁	巨细胞病毒	Noonan 综合征
膈疝	细小病毒 B19	Holt-Oram 综合征
VACTERL 综合征	柯萨奇病毒	
颈项透明层增厚	风疹病毒	
颈背部皮肤增厚	致畸因子暴露	
非免疫性水肿	酒精	
羊水过多	维甲酸	
羊水过少	碳酸锂	
心律失常	卡马西平	
	自身抗体阳性	
	Anti-La(SSB)	
	Anti-Ro(SSA)	

孕 20~24 周是进行胎儿心脏超声检查的最佳时期,此时绝大多数心脏异常可以得到准确诊断,也方便进行下一步的评估如染色体检查。高危人群可

提早到16~18周进行胎儿心脏评估,若对诊断有疑问可在20~24周复查。条件允许时还可应用三维探头获取胎儿心脏容积数据,并采用时间空间相关成像技术(STIC)进行线下分析。

二、应显示结构、切面及标准测量方法

(一)上腹横切面

胎儿上腹横切面即腹围测量切面(图2-5-1),应显示胃泡、门静脉窦、脊柱及其前方的降主动脉和下腔静脉。

在该切面应注意观察胃泡、腹主动脉和下腔静脉的位置关系。正常情况下,胃泡在胎儿身体的左侧,腹主动脉位于脊柱前方偏左,下腔静脉在脊柱右前,位于三支肝静脉的汇合处,CDFI显示降主动脉和下腔静脉内血流方向相反(图2-5-2)。

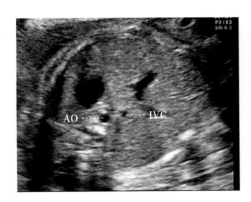

图2-5-1　胎儿上腹横切面
AO:腹主动脉;IVC:下腔静脉

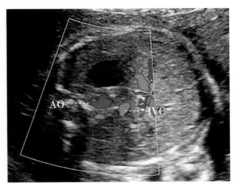

图2-5-2　胎儿上腹横切面CDFI
AO:腹主动脉;IVC:下腔静脉

(二)四腔心切面

为胎儿胸部横切面,显示心脏四个腔室、室间隔、房间隔、左右房室瓣,动态观察瓣膜的开闭情况。胎儿位置许可时,应显示心尖四腔心和横位四腔心(图2-5-3)。

正常四腔心切面上,可见心尖指向胎儿左前方,心律规则;两侧心室等大,右心室形态较左心室圆钝,心尖部可见调节束;双侧室壁及室间隔厚度接近,室间隔回声连续;双侧心房等大,舒张期卵圆瓣膨向左心房;左右房室瓣随心动周期开放自如,三尖瓣的室间隔附着点较二尖瓣更靠近心尖;心包腔内没有过多液体。此外可显示两条肺静脉进入左心房,并且左心房后方脊柱前方仅可见一条血管横断面即胸降主动脉。彩超显示舒张期双侧心室充盈良好,房

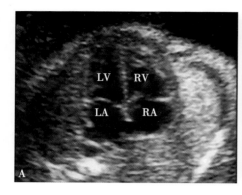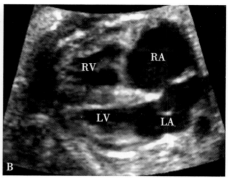

图 2-5-3　胎儿四腔心横切面：心尖四腔心和横位四腔心
LV：左心室；RV：右心室；LA：左心房；RA：右心房

室瓣处无花色血流；收缩期房室瓣处无反流束；舒张期和收缩期均无跨室间隔血流；适当降低脉冲重复频率可显示肺静脉回流入左心房。

在四腔心切面上可进行以下测量：

1. 心轴　代表心脏在胸腔中的位置。沿房室间隔作一条直线，再连接胸骨和脊柱成另一条直线，正常情况下两条直线之间的夹角为 45°±20°。

2. 心率　选择 M 超测量时，取样线上结构应同时包含心房和心室流出道；采用多普勒测量时，尽量增大取样门使心房与流出道的频谱血流均包含于频谱内。正常时心房和心室率相同，测量两个连续心动周期中同一时相之间的时间间隔并计算出心率即可。中孕正常胎儿心率为 120~160 次 / 分，节律规整。

3. 心胸比　即心脏横径与胸腔横径的比值，一般在舒张末期测量。心脏横径为房室瓣处一侧心室外缘到对侧外缘的最大距离处。胸腔横径为一侧肋骨外缘到对侧肋骨外缘的最大距离。中孕期心胸比不超过 1/2。

4. 心室横径　一般在舒张末期心室容量最大时测量。光标置于二、三尖瓣水平室壁心内膜面及室间隔心内膜面，得到心室最大横径。正常胎儿双侧心室横径大致相等，晚孕时右心稍大，但右心室与左心室横径之比应不超过 1.2。

5. 心房横径　一般在心室收缩末期心房容量最大时测量。光标置于近心底部心内膜面，得到心房最大横径。正常胎儿双侧心房横径大致相等。

6. 心室壁及室间隔厚度　一般在舒张末期心室容量最大时测量。在二、三尖瓣水平测量左、右心室游离壁和室间隔厚度。整个孕期室间隔厚度不应超过 5mm。

7. 房室瓣血流频谱　将脉冲多普勒取样门置于心室内靠近房室瓣口处，

可获取二、三尖瓣血流频谱。跨房室瓣的血流峰值流速约 50cm/s,整个孕周无明显变化。舒张期血流为双峰,E/A<1,但随孕周增大 E/A 逐渐升高。

（三）左室流出道切面

从四腔心切面开始,将探头略向胎儿头侧平移或朝胎儿左肩旋转,可获得左室流出道长轴切面(图 2-5-4)。该切面上可见左室流出道管径均匀,无明显狭窄及扩张。升主动脉前壁与室间隔相连续,升主动脉后壁与二尖瓣前叶相连续,主动脉瓣呈均匀中等回声,动态观察时瓣膜开放和关闭不受限。必要时可加用彩超显示主动脉瓣处及左室流出道内有无高速血流。

在左室流出道切面上可进行以下测量:

1. 升主动脉内径 一般在心室收缩末期主动脉瓣开放最大时测量,光标置于主动脉瓣水平的内膜面,得到升主动脉内径。

2. 主动脉瓣血流频谱 取样角小于 20°获取频谱,跨瓣血流峰值流速约 70cm/s,整个孕周无明显变化。

（四）右室流出道切面

获得左室流出道切面后,将探头略向胎儿头侧平移或朝胎儿右肩旋转,可获得右室流出道长轴切面(图 2-5-5)。该切面上可见右室流出道管径均匀,无明显狭窄及扩张。主肺动脉自右心室发出,肺动脉瓣呈均匀中等回声,启闭不受限。动态观察时可见右室流出道起始段与左室流出道起始段相互垂直走行。必要时可加用彩超显示肺动脉瓣处及右室流出道内有无高速血流。

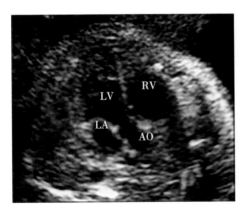

图 2-5-4 胎儿左室流出道切面
LV:左心室;RV:右心室;LA:左心房;AO:主动脉

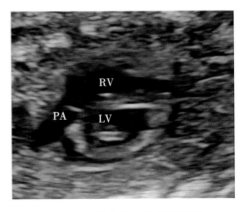

图 2-5-5 胎儿右室流出道切面。
RV:右心室;LV:左心室;PA:肺动脉

在右室流出道切面上可进行以下测量:

1. 主肺动脉内径:一般在心室收缩末期肺动脉瓣开放最大时测量,光标置于肺动脉瓣水平的内膜面,得到主肺动脉内径。

2. 肺动脉瓣血流频谱:取样角小于20°获取频谱,跨瓣血流峰值流速约60cm/s,整个孕周无明显变化。

(五)三血管气管切面

为胎儿上纵隔横切面,从左到右三条血管依次为肺动脉主干及延续的动脉导管、升主动脉和上腔静脉(图2-5-6)。主肺动脉内径略大于升主动脉,二者构成“V”形,汇合处为胸降主动脉,彩超显示动脉导管和升主动脉内血流方向一致(图2-5-7)。上腔静脉后方还可见气管横断面。

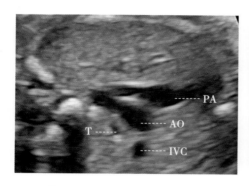

图 2-5-6　胎儿三血管气管切面
PA:肺动脉;AO:主动脉;IVC:上腔静脉;T:气管

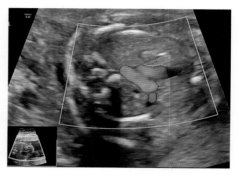

图 2-5-7　胎儿三血管气管切面 CDFI

(六)主动脉弓切面

探头平行于胎儿身体长轴,显示主动脉弓及三条分支、近心端的升主动脉及远心端的降主动脉,必要时可加用彩超显示主动脉弓及分支内血流信号(图2-5-8)。

(七)动脉导管弓切面

显示右室流出道及动脉导管,连接于降主动脉,必要时可加用彩超显示动脉导管弓内的血流信号(图2-5-9)。

(八)上下腔静脉切面

探头平行于胎儿身体长轴,在主动脉弓切面右侧可显示上下腔静脉汇入右心房(图2-5-10)。

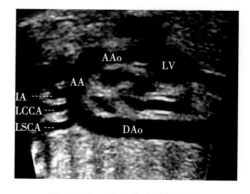

图 2-5-8　胎儿主动脉弓切面
LV:左心室;AAo:升主动脉;AA:主动脉弓;IA:无名动脉;LCCA:左颈总动脉;LSCA:左锁骨下动脉;DAo:降主动脉

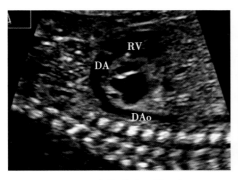

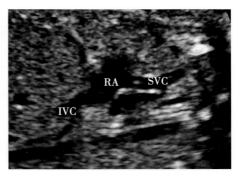

图 2-5-9　胎儿动脉导管弓切面

RV:右心室;DA:动脉导管;Dao:降主动脉

图 2-5-10　胎儿上下腔静脉切面

RA:右心房;SVC:上腔静脉;IVC:下腔静脉

四、胎儿心脏各切面超声异常表现及相关心脏畸形

(一) 上腹横切面异常

该切面上应特别注意腹主动脉、下腔静脉和胃泡的位置关系,常见的异常包括:

1. 下腔静脉离断后奇静脉或半奇静脉引流　可孤立发生,更常见于左侧异构即多脾综合征(图 2-5-11)。正常的下腔静脉位于三支肝静脉汇合处,奇静脉或半奇静脉位置靠后,位于脊柱右前方,其内为向心血流。左侧异构时胃泡可位于胎儿身体的右侧。

2. 下腔静脉位于腹主动脉前方　为右侧异构即无脾综合征的特征性表现(图 2-5-12),这种情况下胃泡也可位于胎儿身体的右方。

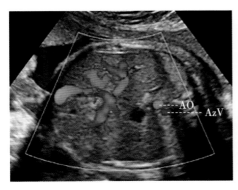

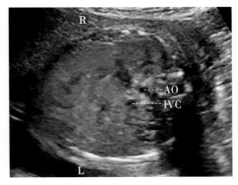

图 2-5-11　胎儿多脾综合征

腹主动脉(AO)右后方可见奇静脉或半奇静脉(AzV)

图 2-5-12　胎儿无脾综合征

下腔静脉(IVC)位于腹主动脉(AO)前方

3. 心下型肺静脉异位引流 引流血管位于肝静脉后方,其内血流朝向胎儿尾侧。这种情况下的异常血管较奇静脉或半奇静脉位置靠前。

4. 下腔静脉增宽 下腔静脉管径宽于腹主动脉是静脉导管发育不良、肺静脉异位引流等的典型表现。静脉导管发育不良时脐静脉可引流入髂静脉或下腔静脉,使下腔静脉内血流量增多(图 2-5-13)。这种情况多见于 Noonan 综合征。

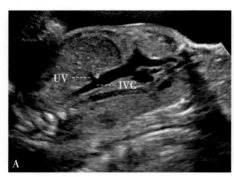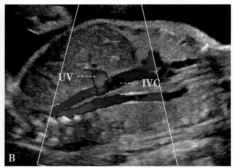

图 2-5-13 胎儿下腔静脉(IVC)增宽;脐静脉(UV)引流入下腔静脉

(二) 四腔心切面异常

1. 心脏在胸腔中的位置异常

(1) 心轴左偏(left-axis deviation): 即心轴大于 57°~75°,有作者认为心轴 >75° 对心脏异常的阳性预测值高达 76%。心轴左偏与圆锥动脉干异常(conotruncal anomalies)关系尤为密切,如法洛四联征、永存动脉干、肺动脉闭锁合并室间隔缺损和大动脉转位。此外还需要注意位于右侧的心外畸形导致的心脏位置异常,如膈疝、肺囊腺瘤样畸形、肺隔离症、胸腔积液和胸腔肿物等。

(2) 心轴右偏(right-axis deviation): 即心轴小于 25° 或指向右侧,此时室间隔与胸腔前后径接近平行(图 2-5-14)。与心轴右偏有关的心脏异常较多,常见的有内脏异构、矫正型大动

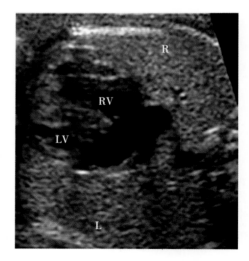

图 2-5-14 胎儿内脏异构伴心轴右偏,心尖指向右前

RV:右心室;LV:左心室;R:胎儿身体的右侧;L:胎儿身体的左侧

脉转位、房室共道、右室双出口。同样还须除外位于左侧的心外畸形导致的心脏位置异常,如膈疝、肺囊腺瘤样畸形、肺隔离症、胸腔积液和胸腔肿物等。

(3) 右位心:一般指镜像右位心(mirror-image dextrocardia),即心脏位于右侧胸腔,与正常位置的心脏关于胎儿中线呈镜像对称,即功能学的左房和左室位于右侧,而功能学的右房和右室位于左侧。镜像右位心的房室连接正常,极少合并心脏畸形,但多存在内脏反位。

2. 心胸比增大

(1) 多数情况下,心胸比增大来自于全心增大,表现为心脏各腔室扩大、心肌肥厚和心包积液。引起全心腔室扩大的原因主要有心室流出道梗阻、室上性心动过速、瓣膜严重反流、宫内感染、胎儿贫血及各种导致前负荷增高的先天异常如 Galen 静脉瘤、双胎输血综合征、胎盘绒毛膜血管瘤、骶尾部畸胎瘤。

(2) 心肌肥厚也可导致心胸比增大,见于 Noonan 综合征、糖原贮积症、双胎输血综合征的受血儿和母亲罹患糖尿病时。

(3) 另一原因为胎儿心包积液,主要原因有重度胎儿贫血、双胎输血综合征、宫内感染和各种原因导致的胎儿水肿等,正常胎儿或 21- 三体综合征胎儿也可有少量心包积液。

(4) 心胸比增大还可因胸廓缩小所致,可见于严重的宫内发育迟缓、骨发育不良及严重的羊水过少。

3. 心室比例失调

(1) 左室缩小:最常见于左心发育不良综合征,左心腔狭小、伴二尖瓣和(或)主动脉瓣闭锁或严重狭窄,升主动脉和主动脉弓发育不良(图 2-5-15)。早期出现的重度主动脉瓣狭窄或主动脉缩窄也可导致通过左心的血流减少,左室不能正常发育。此外还见于二尖瓣狭窄、永存左上腔静脉和完全性肺静脉异位引流。

(2) 左室扩大:多见于晚期(20 周以后)出现的主动脉瓣狭窄、二尖瓣反流和心内膜弹力纤维增生症,左室憩室也可导致左室增大(图 2-5-16)。

(3) 右室缩小:见于肺动脉闭锁、早期出现的重度肺动脉瓣狭窄和三尖瓣狭窄。

(4) 右室扩大:见于晚期出现的肺动脉瓣狭窄、右室双出口和肺动脉瓣缺失综合征。各种导致前负荷增高的先天异常如 Galen 静脉瘤、双胎输血综合征、胎盘绒毛膜血管瘤和骶尾部畸胎瘤也可出现右室扩大。

4. 心房比例失调

(1) 右房扩大:见于 Ebstein 畸形、肺静脉异位引流、永存左上腔静脉、肺动脉闭锁伴三尖瓣反流、肺动脉狭窄不伴室间隔缺损、卵圆孔早闭、胎儿心动过速等(图 2-5-17)。

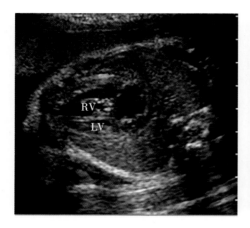

图 2-5-15 胎儿左心发育不良综合征,左室(LV)明显小于右室(RV)

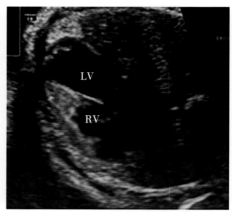

图 2-5-16 胎儿左室憩室导致左室扩大
LV:左心室;RV:右心室

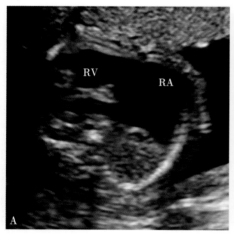

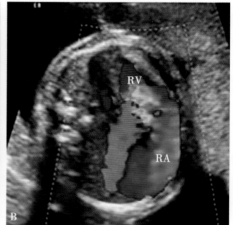

图 2-5-17 胎儿右房扩大,伴心轴左偏,三尖瓣反流
RV:右心室;RA:右心房

(2)左房扩大:较少见,当二尖瓣或主动脉瓣狭窄而房间隔又完整时,左房明显增大。

5.室间隔异常

(1)室间隔缺损:根据缺损位置可分为膜周部室间隔缺损、肌部室间隔缺损和对位不良性室间隔缺损。膜周部室间隔缺损与染色体异常有密切关系(图2-5-18)。肌部室间隔缺损可能多发,多数不合并其他异常(图2-5-19)。对位不良性室间隔缺损位置较高,室间隔上段与左室流出道前壁不在一条直线上,可

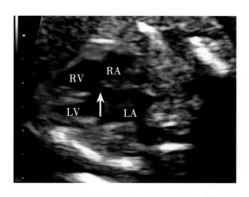

图 2-5-18　胎儿膜周部室间隔缺损(箭头)
RV:右心室;LV:左心室;RA:右心房;LA:
左心房

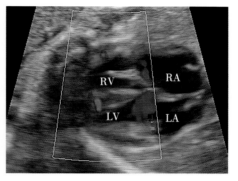

图 2-5-19　胎儿肌部室间隔缺损,可见穿隔血流(蓝色)
RV:右心室;LV:左心室;RA:右心房;LA:
左心房

能合并流出道异常如法洛四联征、永存动脉干等(图 2-5-20)。

(2) 单心室:分为左室型、右室型及未定心室型,共同表现为室间隔缺如,注意不要将心室内粗大肌束误认为室间隔(图 2-5-21)。

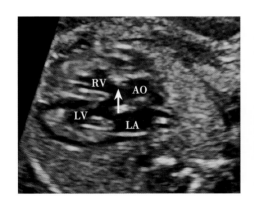

图 2-5-20　胎儿对位不良性室间隔缺损
(箭头)
RV:右心室;LV:左心室;LA:左心房;AO:主
动脉

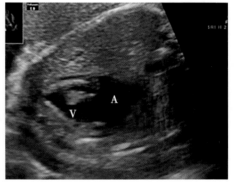

图 2-5-21　胎儿单心房并单心室
A:单一心房;V:单一心室

6. 房间隔异常

(1) 房间隔缺损:原发孔型、冠状窦型及静脉窦型房间隔缺损可以在胎儿期诊断,继发孔型房间隔缺损需出生后才能诊断。

(2) 房间隔膨出瘤:房间隔于收缩期呈瘤状膨向左心房,膨出直径大于左心房内径的 50%（图 2-5-22）。可能病因包括房间隔薄弱或冗长、卵圆孔过小及肺动脉狭窄、完全性肺静脉异位引流、永存左上腔静脉等引起的右房压力升高。

7. 房室瓣异常

（1）房室共道：完全性房室共道典型表现为心脏十字交叉消失，房间隔下部与室间隔上部连续性中断，形成共同房室瓣。部分性房室共道表现为原发隔部房间隔缺损，二尖瓣及三尖瓣附着于同一水平（图 2-5-23）。

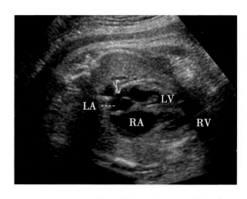

图 2-5-22 胎儿房间隔膨出瘤（箭头）
RV：右心室；LV：左心室；RA：右心房；LA：左心房

（2）Ebstein 畸形：即三尖瓣下移畸形，右心房显著扩大，三尖瓣隔叶下移、前叶增大冗长，瓣叶活动小，瓣环处有重度反流（图 2-5-24）。

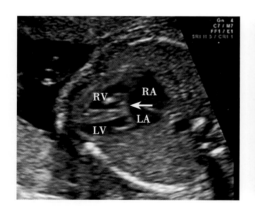

图 2-5-23 胎儿完全性房室共道，十字交叉消失，形成共同房室瓣（箭头）
RV：右心室；LV：左心室；RA：右心房；LA：左心房

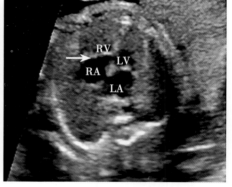

图 2-5-24 胎儿 Ebstein 畸形，三尖瓣（箭头）下移，右房明显增大
RV：右心室；LV：左心室；RA：右心房；LA：左心房

（3）房室瓣发育不良：瓣膜关闭不全表现为反流，血流频谱检查可探查到明显的反流信号。瓣膜狭窄或闭锁，血流频谱检查可探查通过瓣膜的血流明显减少。

8. 心脏后方结构异常

（1）右位降主动脉：胸降主动脉位于脊柱右前方，多见于右位主动脉弓

（图2-5-25），也可见于锥干异常如法洛四联征、永存动脉干、肺动脉闭锁合并室间隔缺损。

（2）奇静脉或半奇静脉扩张：脊柱前方两条血管并排，左侧为降主动脉，右侧为奇静脉或半奇静脉，见于下腔静脉离断时，可孤立发生，也可合并左侧异构即多脾综合征（图2-5-26）。

（3）左房后方多出一条血管：多见于心上型肺静脉异位引流（图2-5-27），左右肺静脉经共同肺静脉和垂直静脉回流入右心房。

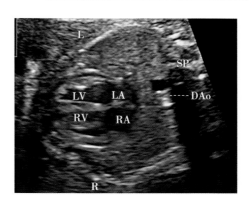

图2-5-25 胎儿右位主动脉弓：降主动脉位于脊柱右前方

RV：右心室；LV：左心室；RA：右心房；LA：左心房；DAo：降主动脉

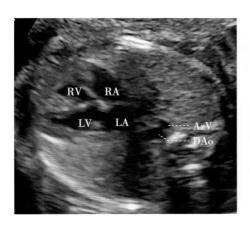

图2-5-26 胎儿多脾综合征：降主动脉右侧可见奇静脉或半奇静脉（AzV）

RV：右心室；LV：左心室；RA：右心房；LA：左心房；DAo：降主动脉；AzV：奇静脉或半奇静脉

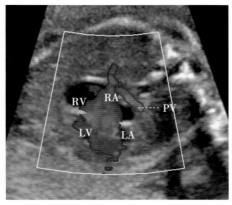

图2-5-27 胎儿心上型肺静脉异位引流，肺部血流回流入右心房

RV：右心室；LV：左心室；RA：右心房；LA：左心房；PV：肺部静脉回流

9. 其他少见的异常

（1）心肌局部肥厚：室间隔局部肥厚与母亲罹患糖尿病有关，此外最常见的原因为心脏肿瘤如横纹肌瘤（图2-5-28）。

（2）心肌局部膨出：常见于两种情况，若为心脏憩室则其余心肌收缩功能良好，其余心肌无收缩功能时则为室壁瘤。

(三) 心室流出道切面异常

1. 左室流出道狭窄　见于左心发育不良、主动脉瓣狭窄或闭锁、主动脉弓缩窄或离断。在严重的左心发育不良时二维超声难以显示左室流出道，CDFI 可于收缩期在左室流出道内探及来自动脉导管的反向血流。

2. 左室流出道扩张　见于法洛四联征、肺动脉闭锁合并室间隔缺损、右室双出口和永存动脉干，提示通过左心血流增多。

3. 右室流出道狭窄或不显示　常见于法洛四联征、肺动脉闭锁合并

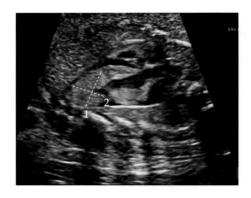

图 2-5-28　胎儿心脏横纹肌瘤，左室心尖部增厚，可见强回声 1.77cm×0.45cm

室间隔缺损（pulmonary atresia with ventricular septal defect）及永存动脉干。

（1）法洛四联症：可见右室流出道不同程度的狭窄或闭锁，右室流出道的狭窄可以是渐进性的，随孕周增大狭窄程度逐渐加重（图 2-5-29）。另可见较大的室间隔缺损，主动脉根部增宽，骑跨于室间隔之上，骑跨率约 50%。

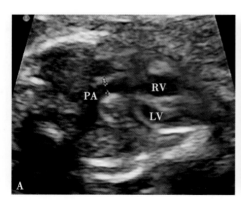
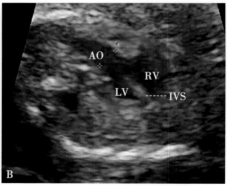

图 2-5-29　胎儿法洛四联症

右室流出道宽 0.20cm，左室流出道宽 0.45cm，骑跨于室间隔之上。RV：右心室；LV：左心室；PA：肺动脉；AO：主动脉；IVS：室间隔

（2）肺动脉闭锁合并室间隔缺损（pulmonary atresia with ventricular septal defect）：右室流出道不能显示，肺血供来自动脉导管或降主动脉（图 2-5-30）。

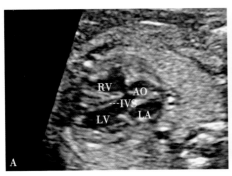
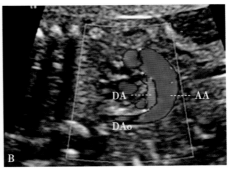

图2-5-30 胎儿肺动脉闭锁合并室间隔缺损,主动脉骑跨于室间隔上,肺动脉不显示;主动脉弓切面显示动脉导管血流反向

RV:右心室;LV:左心室;LA:左心房;AO:主动脉;IVS:室间隔;DA:动脉导管;AA:主动脉弓;DAo:降主动脉

(3) 永存动脉干:右室流出道不显示,可见单一大动脉干起自心室底部,明显增宽,骑跨于室间隔缺损之上,主肺动脉或左右肺动脉发自该动脉(图2-5-31)。

(4) 右室流出道的狭窄或闭锁也可以不合并室间隔缺损而孤立存在(图2-5-32),狭窄程度可随孕周进展,多数肺动脉狭窄至晚孕期或出生后方可诊断。

4. 右室流出道扩张 可见于主动脉瓣狭窄或闭锁、主动脉弓缩窄或离断和无肺动脉瓣综合征(absent pulmonary valve syndrome)(图2-5-33)。

5. 心室流出道排列异常 主要见于右室双出口和大动脉转位。

(1) 右室双出口:两条大血管均主要发自右室,多数情况下二者相互平行,主动脉位于右侧(图2-5-34)。

(2) 大动脉转位:主动脉和肺动脉根部无垂直交叉。完全性转位时,主动脉位于右前、肺动脉位于左后(图2-5-35);矫正型转位时,主动脉在左、肺动脉在右,二者近似平行排列。

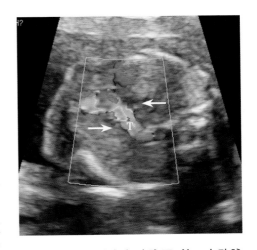

图2-5-31 胎儿永存动脉干,单一大动脉干上发出左右肺动脉(箭头)

T:单一大动脉干

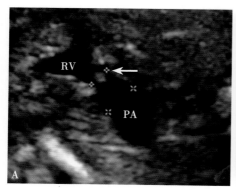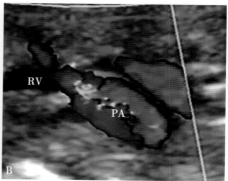

图 2-5-32 胎儿肺动脉狭窄不合并室间隔缺损,肺动脉瓣回声增强(箭头),主肺动脉呈狭窄后扩张;CDFI:肺动脉内见花色血流

RV:右心室;PA:肺动脉

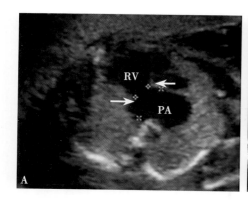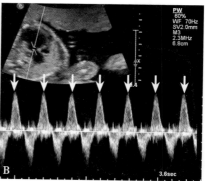

图 2-5-33 胎儿无肺动脉瓣综合征:主肺动脉明显扩张,瓣环处(箭头)未见瓣叶回声;可探及大量舒张期反流(箭头),PSV 160cm/s

RV:右心室;PA:肺动脉

(四)三血管切面异常

1. **主动脉细肺动脉粗** 见于左心发育不良、主动脉瓣狭窄或闭锁、主动脉弓缩窄或离断(图 2-5-36),无肺动脉瓣综合征时也可见主肺动脉严重扩张。

2. **肺动脉细主动脉粗** 见于法洛四联症、肺动脉闭锁合并室间隔缺损、右室双出口和永存动脉干。

3. **主动脉血流反向** 最常见于左心发育不良综合征,因左室流出道血流明显减少,导致动脉导管血流逆灌入主动脉(图 2-5-37)。

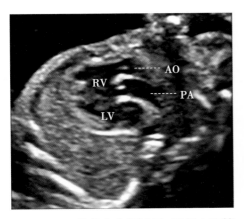

图 2-5-34　胎儿右室双出口:两条大血管平行发自右室,主动脉位于右前,肺动脉位于左后

RV:右心室;LV:左心室;AO:主动脉;PA:肺动脉

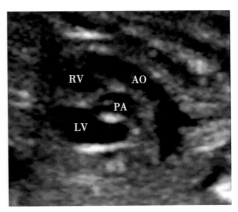

图 2-5-35　胎儿大动脉转位:主动脉发自右室,肺动脉发自左室

RV:右心室;LV:左心室;AO:主动脉;PA:肺动脉

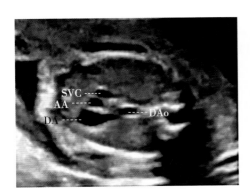

图 2-5-36　胎儿主动脉弓离断:主动脉细,未连接至降主动脉

DA:动脉导管;AA:主动脉弓;SVC:上腔静脉;DAo:降主动脉

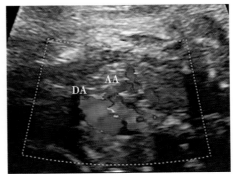

图 2-5-37　胎儿左心发育不良综合征,动脉导管血流为正向,主动脉内血流反向

DA:动脉导管;AA:主动脉弓

　　4. 动脉导管血流反向　见于肺动脉中度以上狭窄或闭锁,右室流出道血流明显减少,可合并或不合并室间隔缺损。

　　5. 血管数目异常　见于永存左上腔静脉,位于动脉导管左侧,向下经冠状静脉窦引流入右心房(图 2-5-38)。

　　6. 血管位置异常　见于右位主动脉弓,主动脉弓位于气管右侧,可能与

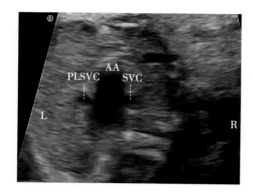

图 2-5-38　胎儿肺动脉闭锁合并室间隔缺损，三血管切面动脉导管不显示，可见粗大的主动脉；合并永存左上腔静脉，位于主动脉左侧，上腔静脉位于主动脉右侧

AA：主动脉弓；SVC：上腔静脉；PLSVC：永存左上腔静脉；R：胎儿身体的右侧；L：胎儿身体的左侧

动脉导管形成"C"形环包绕气管（图 2-5-39），也可不成环。

（五）胎儿旁矢状切面异常

1. 主动脉弓异常　主动脉弓不完整见于主动脉弓离断，主动脉弓局部细小见于主动脉弓缩窄，肺动脉闭锁合并室间隔缺损时可见自降主动脉发出的主肺动脉侧枝（aortic pulmonary collaterals）供应肺部（图 2-5-40）。

2. 主动脉弓及动脉导管弓异常　大动脉转位时，主动脉弓及动脉导管弓失去交叉关系，二者接近平行，主动脉弓位置高，导管弓位置低（图 2-5-41）。

3. 上下腔静脉异常　下腔静脉离断、由奇静脉引流入上腔静脉，见于左侧异构即多脾综合征（图 2-5-42）。

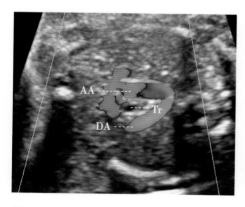

图 2-5-39　胎儿右位主动脉弓，动脉导管位于气管左侧，主动脉弓位于气管右侧；二者包绕气管形成"C"形环

DA：动脉导管；AA：主动脉弓；Tr：气管

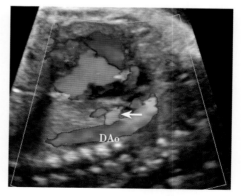

图 2-5-40　胎儿肺动脉闭锁合并室间隔缺损，降主动脉上发出主肺动脉侧支（箭头）供应肺部

DAo：降主动脉

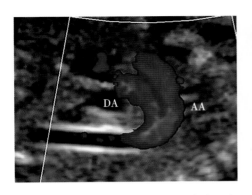

图 2-5-41　胎儿大动脉转位,主动脉弓和
动脉导管弓失去交叉关系,位置一高一低
AA:主动脉弓;DA:动脉导管

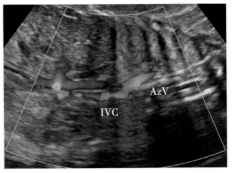

图 2-5-42　胎儿多脾综合征,下腔静脉离
断,与奇静脉延续,奇静脉增宽
IVC:下腔静脉;AzV:奇静脉

（欧阳云淑　李辉　孙锟）

第六节　胎儿消化系统与前腹壁超声检查

一、简介

胎儿腹部解剖结构较多,包括肝脏、脾脏、胃泡、胆囊、肾脏、膀胱、肠管、脐带入口等多个结构。同时腹部结构变异大,畸形发生率较高,需行细致全面的检查。

二、应显示结构或切面及标准测量方法

（一）胃泡及脐静脉切面（腹围测量切面）

胎儿腹部横切面(图 2-6-1),显示胎儿胃泡,脐静脉腹内段、门脉左、右支及脊柱的横切面,正常时胃泡位于胎儿左侧腹腔。可在此切面测量胎儿腹围:尽量使胎儿腹部横切面呈圆形;探头勿过度用力压迫孕妇腹壁,避免胎儿腹部受压变形或腹壁边界显示不清;放大至胎儿腹部占屏幕的 1/3~1/2 以上。测量方法:以椭圆功能键测量胎儿腹壁皮肤外缘的周长。

（二）胆囊切面

胎儿腹部横切面(图 2-6-2),显示胆囊及脐静脉,正常时胆囊位于脐静脉的右侧。

（三）腹壁脐带入口切面

胎儿腹部横切面(图 2-6-3),显示脐带与腹壁的连接处,周围无异常膨

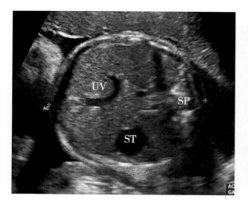

图 2-6-1　腹围测量切面
ST:胃泡;UV:脐静脉腹内段;SP:脊柱

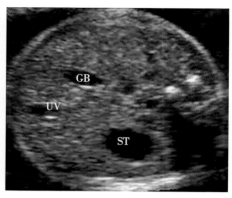

图 2-6-2　胆囊、脐静脉切面
GB:胆囊;ST:胃泡;UV:脐静脉腹内段

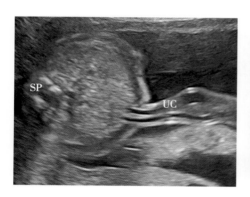

图 2-6-3　腹壁脐带入口切面
UC:脐带;SP:脊柱

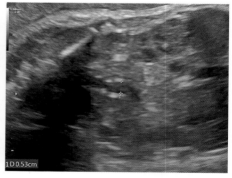

图 2-6-4　肠管宽度测量
胎儿肠管长轴,测量游标所示为肠管宽度测量方法

出物。

（四）肠管宽度测量

显示胎儿腹部可见肠管的长轴最大切面,测量垂直于肠管长轴的肠管一侧内缘到对侧内缘的最大距离(图 2-6-4)。正常胎儿肠管宽度于中孕期应小于 7mm,晚孕期应小于 18mm,但变异较大,怀疑肠管增宽时应密切超声随访观察。

（五）胃泡、膀胱大小测量

胃泡或膀胱长径测量为胃泡或膀胱无回声最大长轴切面上的最大长径

（胃泡形态呈弯曲状时用折线法测量长径），前后径为同一切面上垂直于长径的最大径线。左右径为垂直于最大长轴切面的胃体或膀胱中部横切面上的左右最大径线（图 2-6-5）。注意测量的前后径及左右径均为针对该脏器长轴而言，而非针对胎儿体位而言。

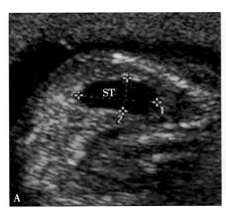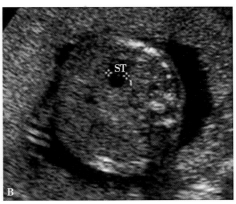

图 2-6-5　胃泡大小测量

A：在胃泡无回声最大长轴切面测量长径及前后径；B：在胃体中部横切面测量胃泡左右最大径

ST：胃泡

三、消化系统及前腹壁超声异常表现

(一) 胃泡不显示

1. 形态描述　上腹部横切面，反复多次扫查，左上腹未探及正常胃泡结构（图 2-6-6）。

2. 常见病因　食管闭锁、中枢神经系统畸形（无脑畸形、脑积水、脑室内出血）及神经肌肉综合征。

3. 合并畸形及相关进一步检查：

（1）羊水过多。

（2）食管闭锁者，在胎儿吞咽羊水时可见食管扩张呈囊状无回声区，位于咽部无回声下方，气管后方，下端为盲端，上端可与咽部无回声区相通。

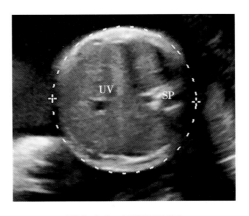

图 2-6-6　胃泡不显示

UV：脐静脉；SP：脊柱

（3）中枢神经系统畸形的相应超声表现。

（4）神经肌肉综合征，如胎儿运动不良综合征（FADS）可伴发小下颌、短脐带、肺发育不良、宫内发育迟缓、关节挛缩等超声表现。

4. 鉴别诊断

（1）胃泡排空：正常胎胃在中孕期即可识别，其大小随胃泡排空而不同。若发现胃泡不显示，可间隔数分钟或数小时甚至隔天多次重复扫查。同时需注意，胃泡正常显示，不能排除食管闭锁的可能。

（2）先天性小胃畸形：较罕见。由于发育过程中胃未发生旋转，且胃大弯、胃小弯均未发育而形成小胃。

（3）羊水过少：在羊水过少时，由于没有羊水吞咽或吞咽羊水较少，17%的胎儿胃不显示。

（二）双泡征

1. 形态描述　上腹部横切时可见两个无回声，呈"双泡征"（图2-6-7），位于左侧者为胃，位于右侧者为扩张的十二指肠近段。侧动探头时上述无回声在幽门管处相通，由于幽门部肌肉肥厚，该处狭小而其两侧膨大。

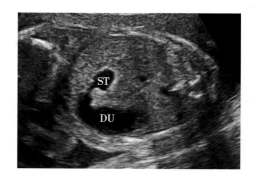

图2-6-7　上腹部双泡征

ST：胃泡；DU：扩张的十二指肠

2. 常见病因　十二指肠闭锁。

3. 合并畸形及相关进一步检查

（1）羊水过多。

（2）其他消化道畸形：食管闭锁，小肠旋转不良、胆囊不发育等。

（3）染色体异常：30%的十二指肠闭锁胎儿患有唐氏综合征。

（4）十二指肠闭锁可以是 VATER 综合征的表现之一，可出现脊柱畸形，心脏畸形等（室间隔缺损和心内膜垫缺损）。

4. 鉴别诊断　胎儿腹部斜切时，可在同一切面显示胃与膀胱图像，类似"双泡征"；孕中晚期结肠内液体较多时，可与胃在同一平面显示，呈"双泡征"假象；腹部囊性包块与胃同时显示时，也可出现类似"双泡征"。鉴别方法是上述三种情况下，两个无回声区不相通。

（三）胆囊不显示

1. 形态描述　胎儿腹部横切面及斜切面，于右上腹未探及胆囊回声（图2-6-8）。

2. 常见病因　胆囊发育不全、胆囊缺如、胆道闭锁、先天性囊性纤维化等。

3. 合并畸形及相关进一步检查　胆道闭锁患儿在上腹部可见囊性包块。

4. 鉴别诊断　32周后胎儿胆囊已经具有收缩功能,晚孕期胎儿胆囊显示率降低可能与胆囊收缩有关。

（四）胆道囊肿

1. 形态描述　肝门或肝下方无回声区(图2-6-9),彩色多普勒示内部无血流信号,周边可见门脉血管伴行。

2. 常见病因　胆总管囊肿,胆道闭锁。

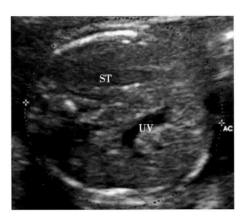

图 2-6-8　上腹部横切面,胆囊未显示

ST:胃泡;UV:脐静脉

3. 鉴别诊断　胆总管囊肿体积较大,且随孕周逐渐增大,胆囊清晰显示;胆道闭锁胎儿囊肿体积较小,且在孕期无明显变化,胆囊体积较小,壁厚、回声增强,皱缩、僵硬感明显。

（五）永存右脐静脉

1. 形态描述　胎儿腹部横切面显示门静脉窦呈弧形弯曲指向无回声的胃(图2-6-10);胎儿胆囊靠近腹正中线,位于脐静脉与胃之间。

2. 常见病因　胚胎发育时期某种原因导致左脐静脉阻塞并萎缩而保留右脐静脉。

3. 合并畸形及相关进一步检查　可伴发心血管畸形、肾脏畸形、骨骼畸形、神经系统畸形等。

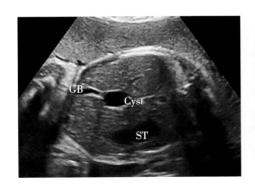

图 2-6-9　胆道囊肿

孕34周超声显示腹部囊性包块(Cyst)与胆囊(GB)相邻;ST(胃泡)

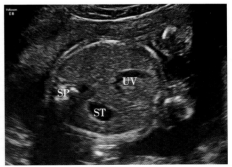

图 2-6-10　永存右脐静脉

脐静脉走行异常,门静脉窦呈弧形,弯曲指向胃泡;ST:胃泡;UV:脐静脉;SP:脊柱

(六) 脐带入口旁异常包块

1. 形态描述　前腹壁中部皮肤强回声缺损中断,并可见一个向外膨出的包块,内容物可为肠管、肝脏、脾脏等。

2. 常见病因　脐膨出(图 2-6-11)、腹裂。

3. 合并畸形及相关进一步检查　50% 脐膨出合并其他系统畸形,如胃肠道、面部、神经管畸形、肢体缺陷等,也可合并染色体异常;腹裂通常不合并其他畸形。

4. 鉴别诊断　脐膨出包块周围有完整包膜,内容物为肠管、腹水、肝脏等腹腔脏器,脐带入口多位于疝囊顶部;腹裂无包膜,外翻的肠管等在羊水中自由漂浮,肝脏通常不外翻,90% 脐带入口位于外翻脏器左侧。脐带囊肿时前腹部皮肤完整。

(七) 肝内钙化灶

1. 形态描述　胎儿肝内可见点状或团状强回声(图 2-6-12),较大者伴声影,较小者可无声影。钙化灶可位于肝脏表面、肝实质内或肝内血管内。

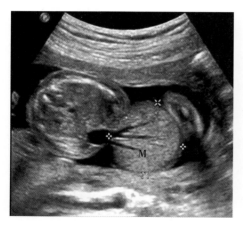

图 2-6-11　脐膨出
前腹壁中部可见向外膨出的包块(M),内容物为肝脏,周围有完整包膜

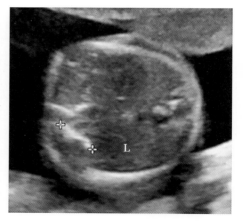

图 2-6-12　肝内钙化灶
肝脏内(L)可见片状强回声(测量游标所示)

2. 常见病因　先天性巨细胞病毒感染、弓形体感染、单纯疱疹病毒感染等;胎粪性腹膜炎;肝内缺血、坏死、出血、血栓病灶;肝肿瘤内可有不规则钙化灶。

3. 合并畸形及相关进一步检查　可行羊膜腔穿刺查 TORCH,查有无合并宫内感染。不合并宫内感染的单纯肝内钙化灶预后较好。

(八) 无脾

1. 形态描述　脾脏完全缺如。

2. 常见病因　无脾综合征。

3. 合并畸形及相关进一步检查　胃泡位于近中线处,胆囊位于正中线,主动脉和下腔静脉在脊柱同侧,90%伴有复杂心脏畸形。

（九）腹部囊性包块

1. 形态描述　胎儿腹腔内可见囊性包块。

2. 常见病因　肝囊肿、胆总管囊肿、胆道闭锁（图 2-6-13）、肾囊肿、肾上腺囊肿、肠道重复囊肿、肠系膜囊肿、淋巴管囊肿、卵巢囊肿,胎粪性腹膜炎等。

3. 鉴别诊断　须注意与正常的解剖结构如胆囊、肾脏、膀胱、胃、十二指肠、结肠鉴别。

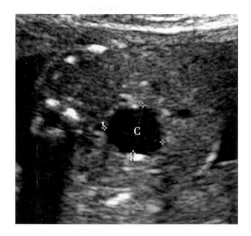

图 2-6-13　腹部囊性包块
胎儿上腹部可见无回声（C）,形态规则,边界清晰。该胎儿同时存在胆囊较小、壁厚、形态僵硬,生后证实为胆道闭锁 1 型

（十）肠管强回声

1. 形态描述　肠道回声增强,与骨骼相似。

2. 常见病因　与唐氏综合征（图 2-6-14）、宫内发育迟缓、囊性纤维化、病毒感染、肠内胎粪堆积（图 2-6-15）有关。

3. 合并畸形及相关进一步检查　可行核型分析及囊性纤维化相关检查,应长期随访以排除宫内发育迟缓。

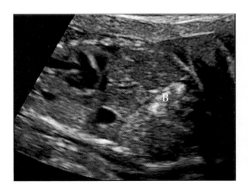

图 2-6-14　肠管回声增强
胎儿腹部可见肠管片状强回声（B）,与骨骼回声类似;该胎儿证实为 21- 三体综合征

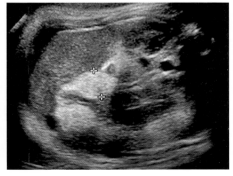

图 2-6-15　肠管回声增强
孕 34 周,可见腹部肠管回声增强（测量游标所示）,为晚孕期肠内胎粪堆积

（十一）肠管增宽

1. 形态描述　腹部可见多个条状无回声区，互相相通；小肠内径 >7mm，大肠内径 >18mm（图 2-6-16）。多次超声检查，肠管扩张内径无明显缓解。

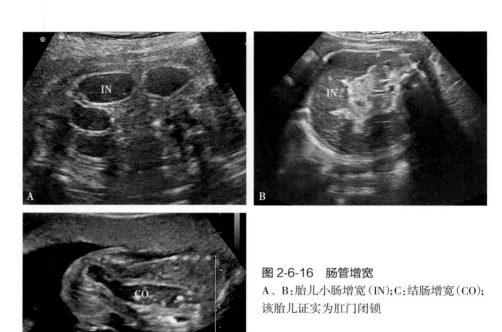

图 2-6-16　肠管增宽
A、B：胎儿小肠增宽（IN）；C：结肠增宽（CO）；该胎儿证实为肛门闭锁

2. 常见病因　先天性空肠或回肠闭锁、狭窄，结肠闭锁，肛门闭锁，胎粪性腹膜炎，先天性巨结肠，肠旋转不良等。

3. 合并畸形及相关进一步检查　可伴有胎儿腹腔内钙化、腹水、羊水过多等征象。

（十二）腹水

1. 形态描述　胎儿肝周及肠管周围出现液体回声（图 2-6-17）。

2. 常见病因　腹腔内病变：尿道梗阻所致的尿性腹水及胎粪性腹膜炎所致的渗出性腹水。免疫性胎儿水肿；非免疫性胎儿水肿（染色体异常，心血管疾病，胸部畸形，贫血、感染等）。

3. 合并畸形及相关进一步检查　可伴有胎儿水肿的其他表现，如皮下水肿、胸腔积液、心包积液、羊水过多、胎盘水肿等。应超声检查胎儿心脏及其他胎儿结构，并进行有创检查排除其他引起水肿的原因。

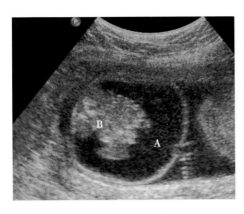

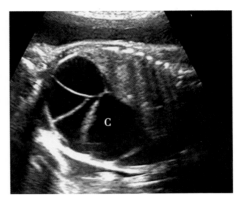

图 2-6-17 胎儿腹水
肠管（B）周围可见液性无回声（A）

图 2-6-18 肝脏多房囊性占位（C），证实为肝囊肿

（十三）肝脏肿瘤

1. 形态描述　肝脏实质内出现实性、囊性或囊实性回声肿块（图 2-6-18），大小不一，一般边界清楚，形态规则或不规则；肿瘤可伴有出血、坏死、钙化。

2. 常见病因　肝血管瘤、肝母细胞瘤、错构瘤、腺瘤、肝转移性肿瘤等。

3. 合并畸形及进一步检查　较大的肝脏肿瘤可导致肝脏增大、胎儿腹围增大；较大的肝脏肿瘤可引起胎儿充血性心力衰竭进而导致胎儿水肿。肝脏囊性占位可能合并胎儿多囊肾。

4. 鉴别诊断　肝脏囊性占位需注意与胎儿胆囊、脐静脉肝内段曲张等相鉴别。

（张一休　李　锐）

第七节　胎儿泌尿系统超声检查

一、简介

胎儿泌尿系统包括双肾、输尿管、膀胱以及尿道，肾上腺、胎儿外生殖器与泌尿系统位置关系密切，故一并在本章进行介绍。

二、应显示结构或切面及标准测量方法

（一）双肾

胎儿双肾位于脊柱腰段两旁，右侧稍低于左侧，经腹部超声在孕 20 周以

后可清晰显示胎儿双肾结构。脊柱腰椎两侧纵切观察双肾长轴切面呈蚕豆形，上腹部横切面同时显示脊柱横切面及两侧的圆形肾脏。

1. 数目 肾脏数目通常为2个，如果在一侧腹部未探及肾脏回声，应于盆腔等其余部位寻找。

2. 大小 两侧肾脏基本等大。在肾脏长轴切面测量肾脏长径，即肾脏上极外缘至下极外缘的距离（图2-7-1），注意勿将肾上腺测量在内。在肾脏横切面测量肾脏左右径及前后径。

3. 回声 胎儿双肾呈中等回声肾皮质包绕低回声髓质，边界清晰，中央集合系统回声较高，肾门处可显示无回声管道样的集合管结构。应注意观察有无肾脏回声的明显增强伴体积增大或肾脏内囊性无回声区的存在。

4. 肾盂分离的测量 胎儿腹部横切面上肾盂显示最清晰的切面，测量前后肾盂内缘之间的距离（图2-7-2）。不同孕周时肾盂扩张的诊断标准：正常肾盂前后径22周前不大于4mm，32周前不大于7mm，出生前不大于10mm。

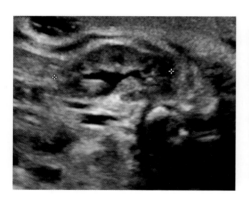

图2-7-1 肾脏长径的测量

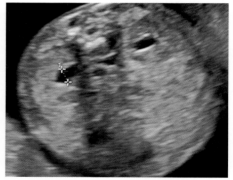

图2-7-2 肾盂宽度的测量

（二）膀胱

通常于胎儿下腹部横切面观察膀胱。在早中孕期膀胱可显示为胎儿盆腔中的无回声区，呈圆或椭圆无回声囊性结构。妊娠11~14周出现，妊娠15周之后可清晰显示其结构。随时间和充盈情况，胎儿膀胱的大小、形态均可以发生变化，因此，需要连续观察。测量膀胱大小时，长径为膀胱无回声最大长轴切面上的最大长径，前后径为该同一切面上垂直于长径的最大径线，左右径为垂直于最大长轴切面的膀胱体中部横切面上的左右最大径线。注意前后径及左右径均为针对该脏器长轴而言，而非针对胎儿体位而言。正常膀胱最大径多小于50mm，但须注意膀胱的大小是动态变化的，对于过大的膀胱应动态观察有无变化。此外,通常在下腹部横切面探查膀胱的时候同时进行双脐动脉的观察(图 2-7-3)。

（三）输尿管

正常情况下胎儿输尿管在超声检查时不显示。

（四）肾上腺

胎儿肾上腺位于双侧肾脏上极的内前方。经上腹部肾脏横切面向上平行扫查即可显示。经腹超声早中孕阶段即可显示,而 20 周以后可以清晰地识别其特征。肾上腺大小在胎儿期随孕周增加,形态呈三角形或月牙形,中央肾上腺髓质呈线状高回声,周边皮质呈低回声(图 2-7-4)。

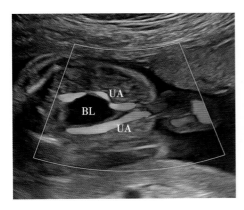

图 2-7-3　膀胱及双脐动脉切面

BL:膀胱;UA:脐动脉

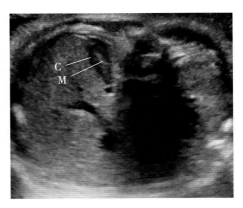

图 2-7-4　胎儿肾上腺横切面

M:髓质;C:皮质

三、泌尿系统超声异常表现

（一）肾脏数量或位置异常

须注意的是,在胎儿一侧或双侧腰段脊柱两侧未探及正常肾脏回声时,须考虑有无异位肾存在,排除异位肾后可考虑胎儿肾发育不良的情况,注意结合羊水,膀胱充盈情况综合判断。

1. 双肾缺如　严重羊水过少、胎儿膀胱不显示、双侧肾脏不能显示,肾上腺呈"平卧"征。彩色多普勒血流显像不能显示双侧肾动脉,在盆腔两条脐动脉之间不能显示充盈的膀胱。双侧肾缺如时,由于严重羊水过少,胎儿受压及活动受限,进一步导致典型的 Potter 综合征,如耳低位、眼距过远、小下颌畸形、扁平鼻、内眦赘皮、皮肤皱褶、四肢挛缩、足内翻畸形、短头畸形、肺发育不良等。此外,双肾缺如常合并有其他畸形。

2. 单侧肾缺如　肾缺如的一侧不能显示肾脏图像(图 2-7-5),可显示肾上腺"平卧"征。彩色多普勒可显示该侧肾动脉缺如,而健侧肾动脉存在。一般不出现羊水过少,胎儿膀胱可显示,对侧肾脏可呈代偿性增大。单侧肾缺如可以是 VACTERL 联合症的一个表现,但大部分单侧肾缺如单独存在,不影响其他器官系统的发育。

3. 异位肾　表现为异位侧肾窝未见肾脏结构,可在胎儿盆腔、胸腔等处探及肾脏回声(图 2-7-6),也可在对侧肾脏旁探及另一肾脏回声,或显示为与对侧肾脏融合的肾脏声像图。异位肾多预后较好,多数无症状。

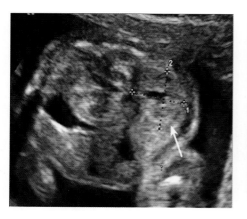 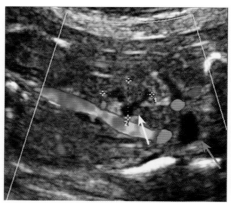

图 2-7-5　一侧肾缺如,中孕胎儿,左腰部肾未显示,右侧可见肾脏回声(白箭)

图 2-7-6　膀胱左上方盆腔肾伴多囊性肾发育不良,膀胱(红箭),盆腔肾内多发囊性结构(白箭)

(二) 胎儿肾脏囊性疾病

1. 多囊肾　单纯肾脏回声增强有时可为正常现象,如肾脏回声增强合并肾脏体积增大应考虑多囊肾的可能性(图 2-7-7)。多囊肾可分为常染色体隐性遗传性(婴儿型)多囊肾[Autosomal recessive (infantile) polycystic kidney disease, ARPKD]和常染色体显性遗传性(成人型)多囊肾[Autosomal dominant (adult) polycystic kidney disease, ADPKD]。ARPKD 在胎儿期的主要超声表现有:①双侧肾脏对称性、均匀性增大;②双侧肾脏回声弥漫增强,回声增强以肾髓质为主;③因胎儿肾脏功能受损而导致羊水过少。多数 ADPKD 在胎儿期无表现,部分在胎儿期出现与 ARPKD 类似的超声表现,也可表现肾脏增大,回声增强。由于 ADPKD 不引起胎儿期肾功能不全,因此,羊水多在正常范围。此外,询问家族病史,了解父母一方有无多囊肾可协助诊断胎儿 ADPKD。

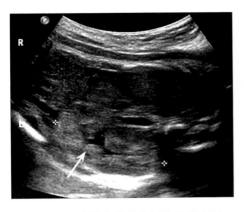

图 2-7-7　常染色体隐性遗传性多囊肾
肾脏体积增大,肾实质回声增强(白箭)

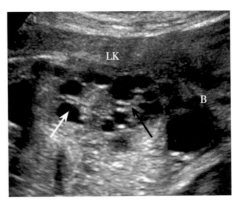

图 2-7-8　胎儿多囊性肾发育不良
肾实质回声增强(黑箭),多个大小不等囊泡(白箭)

2. 胎儿多囊性肾发育不良　胎儿肾内多发的囊性结构则提示胎儿多囊性肾发育不良(图 2-7-8),典型的胎儿多囊性肾发育不良表现为病变侧肾呈大小不等的囊泡,囊泡之间不相通,如囊泡间残留肾实质组织,往往显示局部回声增强。如双侧多囊性肾发育不良,常伴严重的羊水过少,往往预后较差,可导致新生儿死亡。单侧肾发育不良者出生后应继续密切随访。此外,大的中央囊肿须与肾积水相鉴别。

(三) 胎儿肾积水

胎儿肾积水可以由泌尿道梗阻(完全或不完全)以及反流性疾病等引起。常见的导致胎儿肾积水的原因有先天性肾盂输尿管连接处梗阻、膀胱输尿管连接处梗阻、输尿管囊肿与输尿管异位开口、先天性巨输尿管以及后尿道瓣膜等。

轻度的集合系统分离不一定是异常,应择期复查。肾积水分为 4 级:0 级——无肾积水;1 级——肾盂轻度分离;2 级——除肾盂扩张外,一个或几个肾盏扩张;3 级——所有肾盏均扩张;4 级——肾盏扩张伴有肾实质变薄(图 2-7-9)。

确定肾积水存在时可根据输尿管有无扩张及膀胱的形态判断泌尿道梗阻的平面。需注意存在重复肾两个集合系统之一积水的情况(图 2-7-

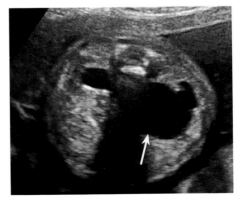

图 2-7-9　胎儿左肾积水(白箭)

10)。此外,肾积水胎儿在生后需进一步随访,部分非梗阻性原因导致的积水可逐渐消失,而明确为梗阻性的积水则需要择期手术治疗。

（四）肾脏肿瘤

胎儿肾脏占位性病变罕见,其中主要的是肾中胚层瘤,为良性肿瘤。恶性的肾母细胞瘤在胎儿期极少见。超声主要表现为在胎儿上腹部发现与肾脏关系密切的实质性肿块。在胎

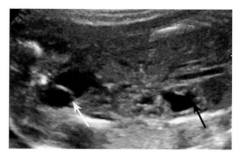

图 2-7-10 胎儿重复肾
上部肾积水(黑箭)伴膀胱输尿管囊肿(白箭)

儿期通常难以对肾脏肿瘤进行定性,如果发现肾脏占位,出生后应密切随诊。

（五）膀胱不显示

1. 羊水正常 羊水正常时膀胱不显示可以为排尿后的正常表现,需动态观察,如膀胱再次充盈则考虑为正常。

2. 羊水过少 结合肾脏超声表现应考虑有无胎儿肾发育不良等肾实质病变或双侧上尿路梗阻的情况。

（六）膀胱体积过大

1. 伴肾积水、输尿管扩张及后尿道扩张 考虑后尿道瓣膜(男性胎儿)或尿道闭锁可能,此时常合并膀胱壁的增厚。此外合并膀胱增大的尚有较罕见的巨膀胱 - 小结肠 - 肠蠕动过缓综合征及梅干腹综合征。

2. 肾盂不分离,输尿管未显示 可能为正常膀胱充盈,应动态观察有无排空。

（七）膀胱区异常囊性包块

膀胱区的异常囊性包块包括脐尿管囊肿、先天性膀胱憩室等。

（八）输尿管超声异常表现

1. 超声显示输尿管 正常情况下输尿管不显示,如超声可显示输尿管则提示病理性扩张,扩张的原因包括下尿路梗阻、重复肾、先天性巨输尿管、膀胱输尿管反流等。

2. 输尿管囊肿 输尿管囊肿表现为膀胱内无回声("双环"征),可见膀胱内囊性结构周期性大小变化,严重者可引起肾积水。应与膀胱憩室相鉴别。

3. 输尿管异位开口 输尿管异位开口常见于重复肾畸形等,结合伴随的重复肾畸形等异常可明确。

（九）肾上腺超声异常表现

1. 肾上腺体积增大 肾上腺体积明显增大是先天性肾上腺皮质增生唯一可观察到的特征。

2. 肾上腺出血性疾病　超声可在产前对肾上腺出血予以判断。其回声特征可因出血的阶段不同及有无继发感染而表现为低回声或高回声为主的混合回声(图2-7-11)。如仅为包膜下或皮质内部的少量出血,肾上腺形态可以表现为正常,如出血量大,可见一侧肾上腺正常形态消失。

3. 肾上腺占位　胎儿肾上腺最常见的实性肿瘤是神经母细胞瘤,超声上主要表现为圆形或分叶状包块,多呈中等回声,内部回声可均匀或不均,合并较大量出血时也可表现为无回声为主。胎儿肾上腺偶可见皮质腺瘤发生,形态通常较神经母细胞瘤规则,回声较均匀。

(十) 胎儿外生殖器异常

正常胎儿外生殖器分为男性或女性两类。外生殖器类型需与染色体核型一致,即具有男性外生殖器形态胎儿的染色体核型应为46XY,具有女性外生殖器形态胎儿的染色体核型应为46XX,如不相符则为异常,但大多数胎儿产前并不知道染色体核型,因此产前超声并不容易发现此类异常。如果胎儿外生殖器形态模糊,既非正常男性也非正常女性外生殖器形态,则超声可以发现,常表现为"郁金香"征(图2-7-12),提示可能伴有染色体核型异常。若染色体核型为46XY胎儿,常见于尿道下裂,表现为阴茎短,阴囊分为两半(图2-7-12)。

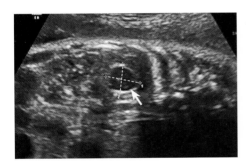

图2-7-11　左肾上腺血肿(白箭)

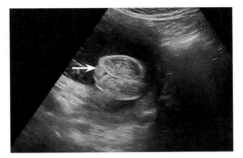

图2-7-12　染色体核型为46XY的胎儿,超声提示外生殖器呈"郁金香"征,尿道下裂,阴茎短小(白箭)

(杨　筱　陈　萍)

第八节　胎儿脊柱超声检查

一、简介

中孕期18~24孕周是胎儿脊柱的适宜检查时间,可以通过多个标准切面显示胎儿脊柱的解剖结构并进行系统检查。如常规二维超声检查怀疑有异常时可应用三维探头获取容积数据并加以三维重建以辅助诊断。中晚孕期为了更好地显示胎儿脊柱局部结构,可根据胎儿体位调整孕妇体位,如左侧卧位、右侧卧位。

二、应显示结构或切面及标准测量方法

常用的胎儿脊柱检查切面包括:矢状切面、横切面。

(一)脊柱纵切面

脊柱呈两行排列整齐的串珠状平行强回声带,腰段膨大,两强回声带略增宽,两强回声带之间为椎管,其内有脊髓、马尾等,妊娠中晚期,在2,3腰椎处可见脊髓圆锥,脊柱从枕骨延续至骶尾部,尾端融合,骶尾部略向后翘,脊柱表面皮肤完整(图2-8-1)。

(二)脊柱横切面

沿脊柱从上至下连续横切扫查,显示各节段椎体与后方的两个椎弓骨化中心呈三个分离的圆形或短棒状强回声,两个后骨化中心较小且向后逐渐靠拢呈"品"字形排列,前方中央较大者为椎体骨化中心,胸椎和腰椎呈三角形,骶椎呈扁平三角形,脊柱表面皮肤完整,脊髓呈低回声。(图2-8-2)

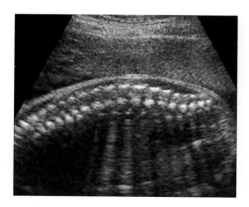

图2-8-1　胎儿脊柱纵切面

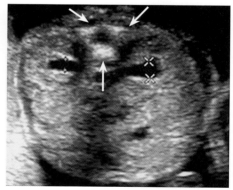

图2-8-2　胎儿脊柱横切面

箭头所指处显示椎体与椎弓的"品"字形排列

三、脊柱超声异常表现

(一)脊柱异常弯曲

脊柱矢状切面或冠状切面检查,显示脊柱强回声排列形态异常,失去正常生理弯曲,走向弯曲,或者向前后弯曲而显示为脊柱前凸、后凸,或者向侧方弯

曲而显示为脊柱成角侧弯;观察到脊柱异常弯曲时,可在脊柱冠状切面上显示脊柱成角的角度,三维超声成像冠状切面重建有助于脊柱异常弯曲的显示和诊断(图 2-8-3)。

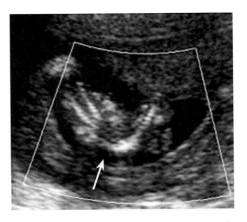

图 2-8-3　胎儿体蒂异常合并脊柱异常弯曲,箭头指示处为胎儿脊柱正常曲度消失,弯曲成角

（二）脊柱裂

1. 形态描述及分类　后神经孔闭合失败导致脊柱背侧两个椎弓未能融合,脊膜和（或）脊髓可通过未完全闭合的脊柱疝出或向外暴露。可发生在脊柱任何一段,常见于腰骶部和颈部。主要类型有开放性脊柱裂和闭合性脊柱裂。

2. 脊柱裂检查方法　检查胎儿脊柱应尽可能完整显示矢状切面及横切面。矢状切面扫查从颈椎至尾椎并观察骶尾部脊椎融合,同时注意脊柱形态、间隙与生理弯曲,脊柱表面皮肤是否完整。通常矢状切面扫查时仅能清晰显示椎体和一侧椎弓,因此需注意观察对侧椎弓以避免漏诊单侧椎弓缺失;一旦发现可疑形态异常,应重点对可疑部位进行横切与冠状切面检查,观察椎弓椎体形态和椎弓间隙变化。胎儿臀位时注意调整体位后观察胎儿骶尾部结构。

3. 脊柱裂的脊柱超声征象

（1）脊柱纵切面扫查所见:胎儿脊柱受累部位的部分区域排列紊乱,强回声线连续性中断,可伴有裂口处皮肤及深部软组织回声连续性中断(图 2-8-4),可伴有脊柱后凸或侧凸畸形。

（2）脊柱水平横切面扫查所见:脊柱三个骨化中心失去"品"字形排列,位于后方的两个椎弓骨化中心向后开放,呈典型的"V"或"U"字形改变(图 2-8-5)。

（3）脊柱冠状切面扫查所见:脊柱后方的两个椎弓骨化中心距离增大。

（4）开放性脊柱裂伴脊髓外露时可见脊髓外翻呈平板或皱襞状;伴脊膜膨出或脊髓脊膜膨出时矢状切面及横切面可显示脊柱连续性中断处膨出一囊性包块,内有脊膜、马尾神经或脊髓组织(图 2-8-5)。

4. 脊柱裂的脑部超声征象　脊柱裂常伴有特征性脑部超声特征。

（1）小脑形态异常:小脑前后径减小、形态弯曲,呈"香蕉征"(图 2-2-17);

（2）小脑显示不清或小脑缺如、小脑扁桃体疝;

以上两种情况均可伴有颅后窝消失(图 2-2-17)。

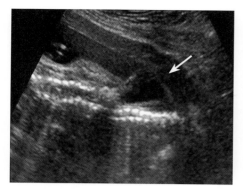

图 2-8-4　胎儿脊柱纵切面
显示脊柱骶尾部开放性脊柱裂,脊柱强回声连续性中断,伴薄壁无回声脊膜膨出(箭头所示)

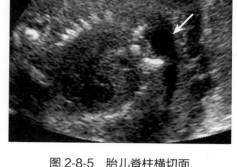

图 2-8-5　胎儿脊柱横切面
显示开放性脊柱裂,脊柱三个骨化中心呈"U"字形排列,伴无回声囊性膨出包块(箭头所示)

（3）柠檬头征:胎儿头颅横切面显示前额隆起,双侧颞骨塌陷,形似柠檬(图 2-8-6);

（4）侧脑室脑室增宽:胎儿头颅横切面显示侧脑室增宽,后角前后径>1.0cm(图 2-8-6)。

（三）半椎体

1. 形态描述　胚胎时期形成椎体左、右对称的软骨化中心发育不全而致,常伴发脊柱后凸、侧凸畸形。

2. 超声征象

（1）脊柱横切面,可显示椎体一侧存在,另一侧缺如,无囊性包块膨出(图 2-8-7)。

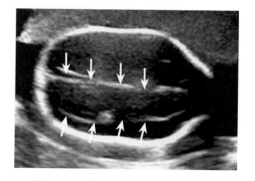

图 2-8-6　胎儿颅脑侧脑室长轴切面
显示脊柱裂胎儿脑部"柠檬头征",胎儿头颅前额隆起,双侧颞骨塌陷,形似柠檬;同时胎儿双侧侧脑室增宽(箭头所示)

（2）脊柱冠状切面,可见脊柱呈侧弯或成角畸形,同时应注意观察并计数、配对每对椎弓的骨化中心,发现成角弯曲部位一侧的骨化中心缺失、椎体变小、形态不规则或边缘模糊、椎间隙增宽有助于诊断。

（3）胎儿半椎体畸形未发生脊柱后突时,脊柱弯曲度在矢状切面观察可为正常(图 2-8-8),应注意观察病变区脊椎骨化中心回声是否存在模糊或缺失。

（4）半椎体异常在低位胸椎最常见,可为多个椎体或节段受累,伴有肋骨缺陷时,可在沿肋骨的纵切面显示。

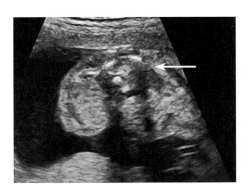

图 2-8-7　胎儿脊柱横切面

显示胎儿脊柱半椎体畸形,脊柱椎体一侧存在,另一侧缺如(箭头所示),不伴有囊性包块膨出

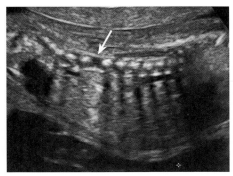

图 2-8-8　胎儿脊柱矢状切面

显示胎儿脊柱半椎体畸形,脊柱椎弓骨化中心缺失、椎间隙局部增宽(箭头所示)

(四) 椎体融合

在胚胎发育过程中,本应形成椎间盘的间叶组织发育障碍,当椎体终板成熟后椎体间叶组织不发育成椎间盘或软骨化直至骨化所致,超声特征包括:病变部位见一较大椎体,上下径明显增大,与相邻椎体的间距增大。三维超声声像图示较大椎体为两椎体部分或完全融合而成。

(五) 胎儿脊柱尾部退化综合征

胚胎 4 周前脊索复合体在成熟过程发生中断,使胎儿骶尾段的脊髓发育障碍所致。超声征象包括:脊柱变短,骶尾骨的缺如,腰椎不同程度缺陷,髂骨翼角度变小,两侧髂骨翼紧靠(图 2-8-9);三维超声声像图可显示胎儿躯干明显变短,骶尾骨全部或部分缺失,图像较二维声像图更为直观。胎儿脊柱尾部退化综合征常同时合并多系统胎儿发育异常,包括椎体缺失、融合、半锥体,以及神经系统、下肢、直肠肛门及泌尿系统发育异常等。

(六) 胎儿脊柱骶尾部及附近组织异常占位

1. 脊柱骶尾部占位性病变检查方法　经冠状切面、矢状切面连续扫查脊柱及其周围结构,可观察脊柱及周围占位的位置、形态及其与脊柱的关系。观察脊柱间隙有无增宽或椎体连续性是否中断,根据病变与骶尾椎有无连续关系以及脊椎是否正常融合,判断是否为骶尾部占位。

2. 超声征象　骶尾部占位性病变可显示为实性、囊实性及以囊性为主的图像(图 2-8-10),可伴有钙化灶及声影;彩色多普勒可在实性成分中探及血流信号。骶尾部畸胎瘤多呈实性为主伴钙化灶,腹腔内以实性为主的畸胎瘤体积较小时易漏诊。

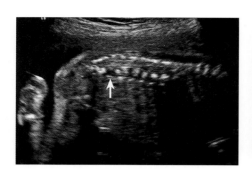

图 2-8-9 胎儿脊柱矢状切面

显示胎儿脊柱骶尾部退化综合征,脊柱 L_{4-5}、L_5~S_1 椎体融合,发育不良(箭头所示)

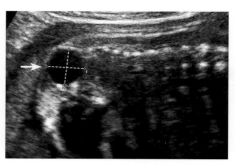

图 2-8-10 胎儿脊柱矢状切面

显示胎儿骶尾部边界清晰的无回声结构(箭头所示),为囊性畸胎瘤

3. 脊柱骶尾部占位病变鉴别诊断 囊性成分为主畸胎瘤超声诊断中应注意和骶尾部脊膜膨出相鉴别,鉴别要点为观察骶尾部脊柱的连续性有否中断或缺失,尾椎融合处有无异常,脊柱骶尾部皮肤是否完整,肿块位于脊柱的前方还是后方;脊膜膨出常合并颅内结构改变也是鉴别的要点之一。脊柱肿瘤需与体积较大的胎盘肿瘤相鉴别,大的绒毛膜血管瘤在晚孕期羊水较少时,瘤体接近胎儿尾部,不易鉴别,应仔细扫查旋转探头方向,或让孕妇变换体位,直到清楚显示胎儿骶尾部结构为止。

(杨 萌 茹 彤)

第九节 胎儿骨骼系统超声检查

一、简介

胎儿骨骼系统畸形的发生率为 0.2%,广义的胎儿骨骼系统的检查包括颅脑、脊柱、胸腔及四肢形态和结构。

采用连续扫查法,包括:

1. 头颅的检查 包括颅骨光环的形态和回声强度。

2. 脊柱的检查 注意矢状、横切及冠状面显示脊柱的连续性,椎体与椎弓骨化中心的完整性。

3. 胸廓的检查 注意其大小形态及回声强度。

4. 四肢的检查 注意上下肢数目、长度、形态、回声强度、连接关系及周围软组织结构,对肢体从近端至远端进行顺序扫查。

二、应显示结构或切面及标准测量方法

（一）四肢长骨

1. 标准切面　显示股骨/肱骨/尺桡骨/胫腓骨的全长，股骨长轴与声束夹角应大于60°，放大至股骨占屏幕的 1/3~1/2 以上（图 2-9-1）。

2. 测量方法　测量点应放置在相应骨两端中点，不包括骨骺端。

3. 观察重点　长度、形态等。

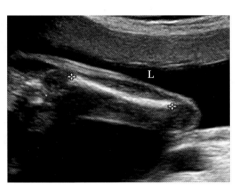

图 2-9-1　股骨长度测量（游标之间为股骨长）

（二）胸腔

1. 标准切面　显示胎儿心脏四腔心水平的胸腔横切面，放大至胎儿胸部占据屏幕的 1/2 以上。两侧为回声均匀的肺脏，外层为肋骨围绕的胸腔，即测定心胸比的切面（图 2-9-2）。

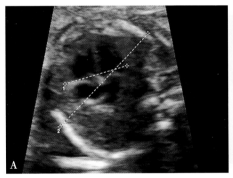
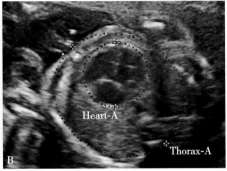

图 2-9-2　胎儿心胸横径比测量切面
A. 显示心胸横径比；B. 显示心胸面积比

2. 测量方法　心脏横径为垂直于心轴的一侧外缘到对侧外缘的最大距离，正常时位于房室瓣处。胸腔横径为垂直于胎儿躯体长轴的一侧肋骨外缘到对侧肋骨外缘的最大距离（尽量在舒张末期测量）。一般采用回放功能，在心室舒张末期时在同一切面上测量心脏横径及胸腔横径。也可采用面积测量的方法。均测量两次，参考腹围的测量方法。

3. 观察重点　胸廓形态及测量心胸比。一般来说心胸横径比为 0.33~0.57，面积比为 1/4~1/3。

73

（三）手足

1. 标准切面　双侧足底冠状切面及双侧手的切面（图2-9-3，2-9-4）。

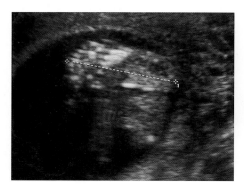

图2-9-3　胎足（游标之间的距离为足长）

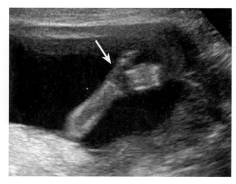

图2-9-4　胎手（箭头所示）

2. 测量方法　足长为第一或第二趾至足跟底端的长度，计算股骨/足长比值。

3. 观察重点　注意观察手足姿势，手指及足趾形态、手足与长骨的连接关系。

三、四肢骨骼超声异常表现

（一）肢体缺失（横行缺失/纵行缺失）

1. 横行缺失　分为完全缺失和不完全缺失。

（1）完全缺失：指肩关节以外或者髋关节以外的肢体完全缺失。

（2）不完全缺失：指截断平面以下的肢体完全缺失，以上的肢体保留。其断端可以规整或者不规整（图2-9-5）。多见于羊膜带综合征引起的截肢：断端多不规整，骨组织突出于软组织，多伴有脑部及腹部等其他部位的畸形。

2. 纵行缺失　分为近侧缺失、远侧缺失和混合纵行缺失。

（1）近侧缺失：上臂的肱骨或者大腿的股骨完全或者部分缺如而不显示，但缺如远端肢体发育可。

（2）远侧缺失：前臂完全缺如：手直接和上臂远端相连，或者前臂仅有一根长骨（多为尺骨）与手相连，多伴手畸形。小腿完全缺如：足直接和大腿远端相连，或者小腿仅有一根长骨（多为胫骨）与足相连，多伴有足畸形。

先天性桡骨发育不全或者缺如比较常见（图2-9-6），可分为三型：

1）Ⅰ型：桡骨完全缺如：此型最常见，占50%以上，桡骨完全未发育而缺如，腕部完全缺乏桡骨的支持而导致严重的桡偏畸形，手可成直角或接近前臂桡侧表面。同时舟状骨、大多角骨、第一掌骨、拇指指骨均缺如而导致拇指缺

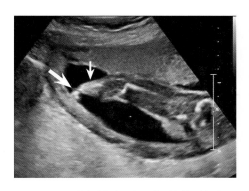

图 2-9-5 横行缺失:小腿短缩(细箭头所示)、足缺如(粗箭头所示)

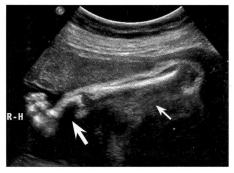

图 2-9-6 桡骨缺失,尺骨缩短(细箭头所示),手内翻(粗箭头所示)

如及严重手畸形。如果拇指存在,亦发育不全呈悬浮状。

2)Ⅱ型:桡骨部分缺如,常是桡骨的远侧部未发育而缺如,近侧部发育不全,并与尺骨融合,成为桡尺骨骨性连接。尺骨缩短、增粗、弯曲,其弯曲弧度的凹侧指向桡侧。桡侧的腕骨、第一掌骨、拇指指骨也常缺如,严重手畸形及拇指缺如。

3)Ⅲ型:桡骨发育不全,轻者仅桡骨轻度缩短,腕关节向桡侧轻度偏斜,舟状骨发育不良,拇指有时发育不良或缺如。重者桡骨中度缩短,尺骨变粗弯曲,凹面向桡侧,腕关节向桡侧偏斜明显,拇指发育不全,呈悬浮状或缺如。

另外,伴有桡骨发育不全的主要畸形综合征特征:Holt-Oram 综合征(Holt-Oram Syndrome)、血小板减少 - 桡骨缺失综合征(thrombocytopenia-absent radius syndrome,TAR)、Roberts-SC 海豹肢畸形(Roberts-SC phocomelia)、VATER 联合征(VATER association)等。

此外,还有比较少见的海豹肢畸形:

1)完全型海豹肢:上臂与前臂缺如,大腿与小腿缺如,手足直接连于躯干。

2)部分型海豹肢:仍有部分上臂与大腿,手与上臂相连,足与大腿相连。可以对称或者不对称,也可只累及上肢或者下肢。此种畸形需要与 Robert syndrome(海豹肢,唇腭裂,缺指 / 趾,并指 / 趾),TAR(thrombocytopenia absent radius)syndrome(血小板减少合并桡骨缺失),Grebe syndrome(肢体发育不良及面部畸形综合征)和 teratogens(致畸剂)例如 thalidomide(反应停)所致畸形鉴别。

(二)肢体长度异常(发育不良):表现为四肢长骨长度小于对应孕周。

致死性骨发育不良:主要包括致死性侏儒、软骨发育不全及成骨不全Ⅱ型。主要表现包括:①严重四肢均匀短小畸形:四肢长骨长度均低于正常孕周平均值的 4 个标准差或以下,股骨长 / 腹围 <0.16。②严重胸部发育不良:主要指标有胸围低于正常孕周平均值的第 5 百分位、心胸比值 >0.60(除外心脏畸形时)、胸围 / 腹围 <0.89。③某些特殊征象:如电话听筒样长骨为致死性侏儒Ⅰ型的特征表现,三叶草形头颅为致死性侏儒Ⅱ型的特征表现,多发性骨折为成骨不全Ⅱ型的特征表现等。

1. 致死性侏儒(图 2-9-7) 主要表现为严重短肢、长骨弯曲、窄胸、肋骨短、腹膨隆、头大、前额突出等,70% 伴羊水过多。根据头颅形态可将其分为 2 型,Ⅰ型长骨短而弯曲,椎骨严重扁平,不伴有三叶草形头颅,约占 85% 左右;Ⅱ型具有典型三叶草形头颅,长骨短而弯曲及椎骨扁平均较Ⅰ型为轻,约占 15% 左右。

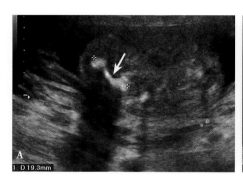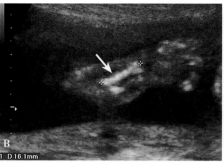

图 2-9-7 致死性侏儒

A. 股骨短缩,弯曲(箭头所示);B. 前臂尺骨短缩,弯曲(箭头所示为尺骨,游标之间为尺骨长测量)

2. 软骨发育不全 主要表现为严重短肢畸形、窄胸、头大,由于软骨发育不全,生长板较薄,缺乏支架,所以骨化差,但骨膜下骨沉积正常,使骨骼能够达到正常的粗度。可分为两型:Ⅰ型占所有软骨发育不全的 20%,主要特征有四肢严重短肢畸形、躯干短、腹部膨隆、窄胸、颅骨和椎骨骨化极差或完全不骨化、骨盆小且骨化差、肋骨细小、可有多处肋骨骨折;Ⅱ型占 80%,与Ⅰ型比较,四肢与躯干稍长,严重程度减轻,颅骨、椎骨骨化相对正常,肋骨较粗且无骨折。

3. 成骨不全Ⅱ型 成骨发育不全Ⅱ型在产前超声检查时是最易发现的类型,此型超声表现典型,易诊断,其他 3 型产前诊断有不同程度的困难。典型成骨发育不全Ⅱ型的超声特征为四肢严重短小,长骨短而粗,弯曲,且有多处骨折声像,骨折后成角、弯曲变形,骨折愈合后局部变粗,钙化差。胸部变形,横切胸腔时因肋骨骨折而导致胸部变形,肋骨可有多处骨折表现。因骨化差或不骨化,胎儿颅骨薄,回声明显低于正常,颅骨回声强度较脑中线回声低,探头侧脑组织结构可显示清晰。实时超声下探头对胎儿头部略加压,即可见到胎头变形,胎头颅骨柔软。

还有一些非致死性骨软骨发育不全及骨软骨发育低下,不同程度的具有以上几种特征,其鉴别较为困难,可能由成纤维细胞生长因子受体-3不同类型的突变造成,基因分析方能明确诊断。

(三)肢体形态异常(弯曲、融合、姿势异常)

1. 肢体屈曲畸形   长骨弯曲为典型表现,累及下肢多于上肢,腓骨和肩胛骨发育不良,胸腔发育不良。

2. 人体鱼序列征   主要畸形特征是双下肢融合,足缺如或发育不良,形似鱼尾,双下肢可完全融合、部分融合,可仅有软组织融合,也可有下肢骨性融合,骨盆骨发育不全,腰骶、尾椎骨发育不全或缺如。其他合并畸形有:肛门闭锁,直肠不发育,双肾发育不全,膀胱、输尿管及子宫缺如,内外生殖器异常,腹部可检出畸形粗大的"盗"血血管,起自高位腹主动脉,经脐带达胎盘,而腹主动脉明显变细等。

3. 姿势异常   手足内外翻或者异常状态握拳(见"手足异常")。

(1)关节形态异常(髋关节,膝关节,腕关节,踝关节等的脱位、偏斜)

最常见于手足内外翻畸形(图2-9-8、2-9-9),观察时注意长骨正常的角度,多切面顺序扫查。手足内外翻畸形诊断要点:发现手(足)可与相连的肢体在同一切面显示,手腕和脚踝关节角度异常,并且在胎手或者胎足运动中保持内翻的姿势不变。

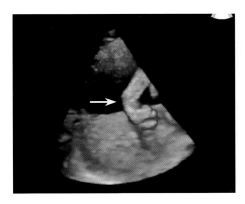

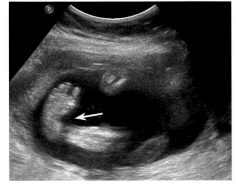

图2-9-8 手内翻畸形(如图箭头所示)   图2-9-9 足内翻畸形(如图箭头所示)

先天性关节挛缩:为两个或两个以上肢体关节的挛缩,主要表现为髋关节、膝关节及肘关节的过度弯曲,肩关节过度内收,双侧腕关节及踝关节内翻。由于部分病例在妊娠后期才出现关节异常,因此在早孕期的诊断率较低。

(2)手足形态/结构/姿势异常(数目:缺指/趾,多指/趾,并指/趾;形态:指/趾弯曲;姿势:手足内外翻,重叠指/趾,18-三体):类型多种多样,畸形可局限于一个手指(足趾),也可累及全手或仅是全身畸形综合征的局部表现。如裂手、裂足畸形(图2-9-10、2-9-11),表现为位于中间的一根或数根指/趾头缺失或发育不全。又如多指,表现为小指(趾)或拇指(趾)侧检出额外手指的软组织回声影。再如并指,表现为在伸指状态下观察表现为各个手指不分开,手指与手指之间有软组织相连或手指间骨性强回声相连,相连的手指只能同步运动。

如18-三体重叠指:手呈异常握拳姿势,食指覆于中指,小指覆于无名指。(图2-9-12)

(3)肢体钙化异常(干骺端及骨干钙化时间和程度异常):多见于骨发育不全或发育不良等疾病,与遗传和代谢相关(图2-9-13)。

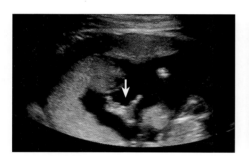

图2-9-10 裂手畸形(如图箭头所示)

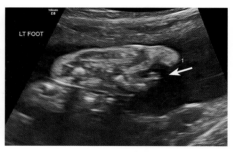

图2-9-11 裂足畸形(如图箭头所示)

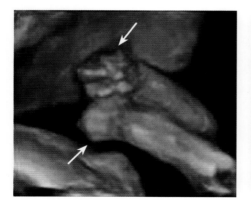

图2-9-12 肢体屈曲和重叠指畸形(如图箭头所示)

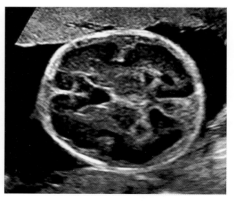

图2-9-13 颅骨回声减低

四、胸腔超声异常表现

（一）胸腔狭小

超声表现：胸腔短桶样。

（二）肋骨形态异常

1. 超声表现　肋骨短小、弯曲及骨折。

2. 病种　见于各种骨软骨发育不良。

五、三维、四维超声的意义

对四肢发育异常的诊断方面有重要的补充作用，它能留取肢体的容积资料，并从多个角度观察肢体长度、形态及运动特征，尤其是对细微的结构能提供更多有价值的诊断信息。

（鲁　嘉　吴青青）

第十节　胎儿附属物及宫颈超声检查

胎儿出生前，胎儿、胎膜、脐带、胎盘、羊水共同组成一个整体，任何一部分的病变都可能作用和影响到其他部分。胎儿疾病和死亡的原因有时就在胎盘和脐带，羊水量异常与多种胎儿畸形和围生期并发症相关。因此，在产前超声检查中，应重视胎盘、脐带、羊水的评估。

一、胎盘

（一）检查方法

胎盘在妊娠 10 周后可在超声图像上显示。胎盘的超声评价首先从定位开始，应扫查到全部胎盘，确定胎盘的位置，并总体了解胎盘的大小、形态、厚度和回声状况。对于异常情况，再进一步进行形态学和多普勒评估。

一般采用经腹超声检查，需要评价前置胎盘、血管前置等病变时，选择经阴道或经会阴途径诊断更为准确。

（二）正常声像图表现

1. 胎盘纵切面

（1）正常胎盘附着于子宫肌层内侧，声像图上呈月牙形中高回声，内部回声细密均匀，其胎儿面（绒毛膜板）平滑，母体面与子宫肌层分界清晰。

（2）胎盘体积与胎儿的发育相关，但难以准确测量。临床工作中常以胎盘厚度作为评价胎盘大小的指标，测量位置为胎盘最厚处，测量点分别为胎盘的胎儿面边缘和胎盘子宫交界处（图 2-10-1）。正常胎盘厚度（mm）一般与妊娠周数相当(±10mm),足月胎盘厚度一般不超过45mm。

(3)胎盘位置较低时,要同时显示胎盘下缘和宫颈内口,以除外前置胎盘。

2. 脐带胎盘入口切面

(1)追踪脐带至其胎盘入口处,显示脐带长轴及入口处周围的胎盘组织。正常时脐带入口应位于胎盘中部,脐带长轴垂直于绒毛膜板,胎盘内血流呈树枝状分布(图2-10-2)。

(2)应使用彩色或能量多普勒显

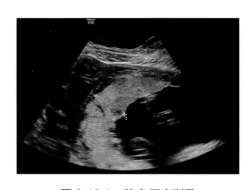

图2-10-1　胎盘厚度测量

测量点分别为胎盘的胎儿面边缘和胎盘子宫交界处,二者之间连线应与经过两测量点的切线相垂直

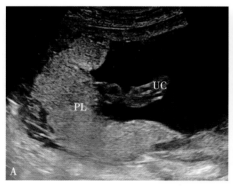 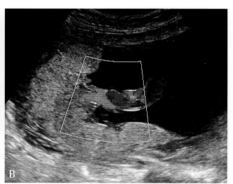

图2-10-2　脐带胎盘入口切面

A.灰阶图像;B.彩色血流图;PL:胎盘;UC:脐带

示该切面,灰阶超声仅能在部分病例中显示脐带胎盘入口,且容易出现假象。

(三)常见胎盘病变

1. 胎盘钙化　胎盘钙化(图2-10-3)可作为胎盘老化的征象,根据胎盘钙化情况可进行胎盘成熟度超声分级。Ⅰ级:绒毛膜板呈轻微波浪状,胎盘实质内散在点状强回声;Ⅱ级:绒毛膜板出现切迹,未达到基底层,胎盘实质内点状强回声增多,基底层出现短条状强回声;Ⅲ级:绒毛膜板切迹达到基底层,

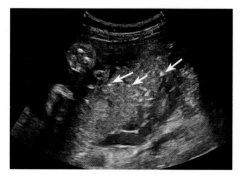

图2-10-3　胎盘钙化灶:胎盘实质内可见数个散在强回声(箭头)

形成环状胎盘小叶,胎盘实质内强回声增多,基底层强回声融合呈带状。胎盘过早钙化(胎盘早熟,孕 37 周前为Ⅲ级胎盘)与以下因素相关:孕妇慢性高血压、先兆子痫、胎儿宫内生长受限(intrauterine growth restriction,IUGR)、孕妇吸烟等。

2. 胎盘无回声病变

(1) 胎盘血池(静脉池):超声表现为胎盘内部局限性无回声区,形态可变化,内部常可见点状回声流动,常不能显示血流信号或检测到流速极低的静脉血流。较常见,不影响胎盘功能和胎儿发育。

(2) 绒毛周边纤维蛋白沉积:主要位于胎盘外周部分,超声所见胎盘表面囊肿主要为绒毛膜下纤维蛋白囊性变。无临床意义。

(3) 蜕膜多房囊肿:多小于 3cm,位于靠近绒毛膜下的区域,合并出血时难以和绒毛间血栓鉴别。通常无临床意义。

3. 胎盘低回声病变

(1) 绒毛间血栓:由绒毛间隙母体血凝固所致,超声上表现为胎盘内局部低回声区,大小多为 1~2cm,形态不规则,内部无血流信号。孕 25 周后很常见,通常无临床意义。

(2) 胎盘血肿:绒毛膜下、羊膜下及胎盘侧缘绒毛膜板下血肿,一般对胎儿无影响,前二者常将胎盘胎儿面抬高,向羊膜腔内突出。典型血肿的超声表现:急性期为强回声;亚急性期发展为等回声至低回声;两周后部分血肿部分呈无回声;体积可逐渐减小。血肿区内无血流信号。

4. 胎盘早剥

(1) 胎盘早剥指在胎儿娩出前,正常位置的胎盘不同程度从子宫壁剥离。其发生与高血压、先兆子痫、创伤、吸毒、吸烟、高龄等母体因素密切相关。病理为底蜕膜出血形成胎盘后血肿,胎盘与子宫肌层分离。

(2) 临床分为显性、隐性和混合性出血三种。显性出血指出血多经宫颈流出,胎盘后血肿小;隐性出血为阴道出血少,血肿局限于胎盘后方;混合性出血最多见,既有阴道流血又有胎盘后较大血肿。严重病例临床表现为突发持续性腹痛,甚至出现休克症状,阴道流血不一定明显,子宫张力极高,有压痛。

(3) 超声表现:急性期声像图上通常看不到与胎盘分界清晰的血肿回声,主要表现是病变区胎盘明显增厚,内部回声杂乱,严重时可占据大部分宫腔,病变区内部无血流信号。慢性期血肿逐渐液化并缩小,与胎盘的分界逐渐清晰。

(4) 胎盘早剥是围生期胎儿死亡的重要病因,当血肿导致 30%~40% 以上胎盘从子宫肌层剥离时,常导致胎儿宫内生长受限或胎儿死亡。超声测量血肿体积大于 50ml 时,提示预后不良。

5. 胎盘绒毛膜血管瘤

(1) 超声表现为边界清晰、类圆形的低回声或混合回声包块(图 2-10-4),

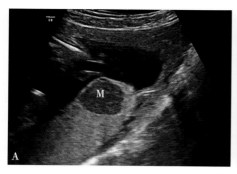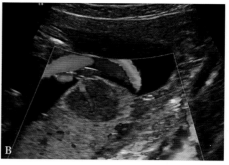

图 2-10-4　胎盘绒毛膜血管瘤超声表现

A.灰阶声像图上绒毛膜血管瘤(M)为边界清晰的低回声,靠近胎盘胎儿面;B.CDFI:肿瘤内部常可显示血流信号

回声多低于胎盘组织。多见于胎盘胎儿面近脐带入口处,常向胎儿面突出。肿瘤内部多数可检测到动脉血流信号,阻力较低。

(2)绒毛膜血管瘤是最常见的胎盘肿瘤,为良性肿瘤,一般对胎儿无不良影响。肿瘤大于5cm且血流丰富时,可因胎儿循环负荷过大导致胎儿水肿、心脏增大、羊水过多、IUGR、早产等并发症。

6. 胎盘植入

(1)绒毛侵入蜕膜发育不良或缺乏的区域,导致胎盘植入,其发生与子宫手术史相关。有剖宫产史且合并前置胎盘时更应注意有无胎盘植入的情况。胎盘植入可使产后胎盘剥离困难,导致大出血。根据植入程度不同,可分为三类:①胎盘粘连:绒毛穿透蜕膜,未达肌层;②胎盘植入:绒毛侵犯肌层,未达浆膜层;③胎盘穿透:绒毛穿透浆膜层,甚至侵及邻近器官。

(2)超声表现:胎盘局部增厚,内见较多不规则无回声区,内部血流信号紊乱。胎盘附着处肌层变薄(<2mm)或消失,肌层内弓状动脉血流中断,不规则。胎盘穿透子宫浆膜层时,可见膀胱浆膜层强回声中断,有时可见回声不均的胎盘组织凸向膀胱(图2-10-5)。

7. 前置胎盘

(1)前置胎盘指胎盘覆盖或靠近

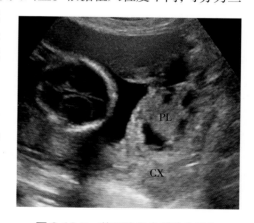

图 2-10-5　前置胎盘合并胎盘植入

孕24w,胎盘位于子宫下段,下缘覆盖宫颈内口,子宫下段胎盘回声不均,内见多个无回声;CX:宫颈;PL:胎盘

宫颈内口(距离宫颈内口 <2cm),是晚孕期导致阴道流血的常见原因,病因与既往子宫内膜损伤有关。分类如下:完全性前置胎盘:胎盘完全覆盖宫颈内口;部分性前置胎盘:胎盘下缘部分覆盖宫颈内口,在宫颈内口扩张时才能诊断;边缘性前置胎盘:胎盘下缘达宫颈内口边缘;低置胎盘:胎盘边缘距宫颈内口小于 2cm。

(2) 注意事项:子宫下段在孕期的不断延长可使胎盘和宫颈的相对位置不断改变,因此早、中孕期超声不宜诊断前置胎盘。孕 32 周之后超声对是否为前置胎盘的判断较为准确。

(3) 检查方法:经腹超声较易为孕妇接受,诊断时需适度充盈膀胱才能显示宫颈内口,但过度充盈可导致误诊;晚孕胎头位置低时也会影响对后壁胎盘的观察。经会阴或经阴道超声能更为清晰地显示宫颈和子宫下段,对前置胎盘的诊断优于经腹超声,但是观察范围较小。有阴道出血时应尽量避免经阴道超声检查。

8. 胎盘增厚

(1) 在任何孕周,当胎盘厚度超声测值超过 4.5cm,均可认为胎盘增厚(图 2-10-6)。

(2) 均匀性胎盘增厚的常见病因为糖尿病、贫血、水肿、感染或某些少见的染色体异常。胎盘增厚,回声不均匀,或伴多发小囊性区时,应与三倍体、胎盘出血、胎盘梗死、间质发育不良及 Beckwith-Weidemann 综合征等鉴别。

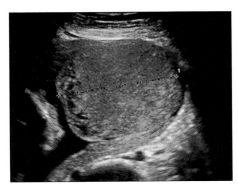

图 2-10-6 胎盘增厚,形态呈团状

9. 副胎盘 主胎盘之外体积较小、边界清晰的胎盘组织。和主胎盘之间无胎盘组织相连,仅以血管相连。副胎盘不影响胎儿发育,发现副胎盘时应注意观察是否合并副胎盘前置、脐带帆状插入及血管前置现象。

10. 绒毛膜外胎盘(轮状胎盘) 胎盘基底板与绒毛膜板生长不一致使胎盘边缘向内卷曲增厚所致。超声表现:胎盘正中切面上可见胎盘边缘增厚卷曲,呈一隆起向羊膜腔内突出;在与之垂直的胎盘边缘切面上,可见羊膜腔内带状结构,两端均与胎盘相连(图 2-10-7)。多无临床意义,完全型轮状胎盘可能与 IUGR、早产、胎盘早剥、围生期死亡等相关。轮状胎盘应与宫腔粘连鉴别,后者多因宫腔手术史导致局部宫壁难以随宫腔增大而延展,呈一局部皱褶样结构,声像图上可表现为羊膜腔内带状结构,至少一端与子宫肌层相连。

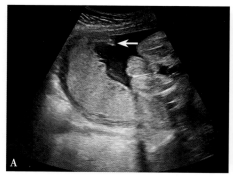
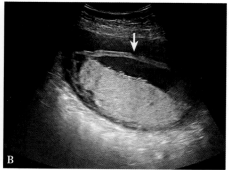

图 2-10-7　轮状胎盘的不同切面,箭头所指为卷曲隆起的胎盘边缘

11. 帆状胎盘

(1)脐带末端脐血管未直接进入胎盘组织,而是在胎膜内走行一段后从胎盘边缘进入胎盘内。

(2)超声诊断主要依靠彩色/能量多普勒超声,可清晰显示脐带走行及其末端与胎盘的位置。脐带末端与子宫壁呈一定角度,胎膜内的脐血管贴附于子宫壁内侧走行至胎盘边缘。灰阶超声可显示脐带附着的位置,但对于胎膜内走行的脐血管常显示欠佳(图 2-10-8)。

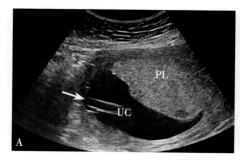
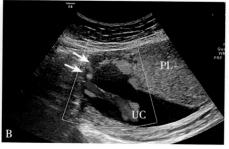

图 2-10-8　帆状胎盘

A.箭头所指为脐带附着处;B.箭头所指为走行于胎膜内的脐血管;UC:脐带;PL:胎盘

(3)胎膜内走行的脐血管无脐带或胎盘组织的保护,血管破裂、栓塞等血管意外以及胎儿 IUGR、早产、出血的风险均增高。如胎盘位置低且脐带帆状入口位于胎盘下缘,应注意有无脐血管前置。

(4)当脐带入口靠近胎盘边缘时应与边缘性(球拍状)胎盘鉴别,后者指脐带入口严重偏心,距胎盘边缘小于 1cm。边缘性胎盘一般无临床意义(图 2-10-9)。

二、脐带

脐带连接胎儿和胎盘,其内的血管是胎儿与母体进行营养交换的管道,脐血管一般为三条,分别为左脐静脉和双侧脐动脉,右脐静脉于发育早期萎缩。

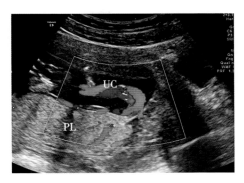

图 2-10-9　球拍状胎盘,脐带附着于胎盘边缘

UC:脐带;PL:胎盘

(一) 检查方法

一般采用经腹超声检查。脐带的超声检查应包括脐带胎盘端、胎儿端和游离段,除观察脐带本身结构和回声,还应进一步进行多普勒测量。

(二) 正常声像图表现

1. 脐带胎盘端长轴切面　显示脐带胎盘入口的位置(图 2-10-2)。详见胎盘部分。

2. 脐带胎儿端长轴切面　脐带宽度均匀,外缘与腹壁相连续,脐血管进入胎儿体内后,脐静脉与门静脉左支相连,脐动脉走行于膀胱两侧与髂内动脉相连。脐带自身病变多见于此段,同时可观察胎儿有无脐疝等病变。

3. 脐带游离段长轴切面　正常脐带直径 <2cm,呈螺旋状。脐带内血管周围的华通胶,为中强回声,对血管起保护作用。

4. 脐带游离段短轴切面　可显示脐带内的三根血管,呈"品"字形排列,脐静脉管径大于脐动脉,中孕期脐静脉直径≤4mm,晚孕期≤7mm。

(三) 常见脐带病变

1. 单脐动脉

(1) 单脐动脉:指脐带中仅含一条脐动脉,是脐带最常见的异常。病因可能为一条脐动脉发育不良或继发于栓塞的动脉萎缩。

(2) 超声表现:脐带短轴切面仅显示一条脐静脉和一条脐动脉,胎儿下腹部横切面上膀胱旁仅一侧显示脐动脉可诊断为单脐动脉(图 2-10-10)。

(3) 超声诊断单脐动脉应以脐带近胎儿端或胎儿膀胱两侧脐动脉数目为准,脐带近胎盘端可出现两条脐动脉融合的正常变异,勿误诊为单脐动脉。单脐动脉胎儿多数结构正常,约 15%~30% 单脐动脉胎儿合并其他结构畸形或染色体异常。超声发现单脐动脉时,应仔细检查是否合并其他畸形。不合并其他结构畸形的单脐动脉胎儿染色体异常的发病率很低。

2. 脐带长度异常　产前超声难以准确测量脐带长度。脐带短小常继发于多种先天性畸形和染色体异常,可导致脐带受压、胎盘早剥、分娩时胎儿下降

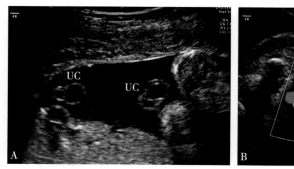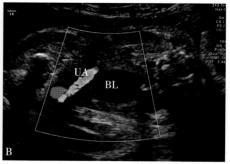

图 2-10-10　单脐动脉

A.脐带短轴切面,脐带内仅两条血管,直径较小者为脐动脉;B.膀胱横切面,膀胱一侧显示脐动脉;UC:脐带;BL:膀胱;UA:脐动脉

困难,超声表现为短而直的脐带。脐带过长可发生脐带打结、绕颈及脱垂,超声表现为脐带迂曲堆积于羊水中。

3. 脐带占位性病变

（1）脐带囊肿:可为单发或多发,表现为脐带内的局限性无回声区,内部无血流信号。真性囊肿多发于脐带胎儿端,中晚孕期间发生者可能与胃肠道和泌尿生殖道畸形相关。假性囊肿更常见,为局部退行性变或水肿等原因所致。

（2）脐带血管瘤:最常见的脐带肿瘤,超声表现为高回声或多发小囊状病变。多位于脐带的胎盘端。

（3）脐带血肿、静脉曲张、动脉瘤等病变很少见,超声表现与其他器官相应病变相同。

4. 脐带绕颈

（1）超声表现:脐带绕颈时胎儿颈部纵切面可见脐带压迹,绕颈一圈时压迹为"U"形,两圈时为"W"形,结合彩色多普勒超声显示脐血管环绕于胎儿颈部即可诊断。

（2）脐带绕颈多见于晚孕期,一般与围生期并发症无关,如不合并其他异常,单纯脐带绕颈一般不影响临产处理方式。

5. 脐血管前置

（1）脐血管前置指部分脐血管位于胎儿先露部和宫颈之间,主要见于帆状胎盘和副胎盘时,这部分脐血管走行于胎膜内(图 2-10-11),无胎盘组织保护,临产后可因血管受胎先露部压迫引起循环受阻和胎儿窘迫,破膜时可引起血管破裂,导致胎儿死亡。

（2）超声表现:可见无回声管状结构覆盖于宫颈口处,彩色和能量多普勒可显示其内血流信号。部分病例灰阶超声表现不明显,只能通过彩色或能量多普勒进行诊断。常合并前置胎盘、副胎盘。

(3) 脐血管前置需要和胎盘边缘下方的子宫肌层静脉相鉴别。

6. 脐带先露

(1) 脐带先露指脐带位于胎儿先露部和宫颈之间。可由胎位异常、头盆不称、脐带过长等因素引起。临产后如脐带受压于胎儿先露部和骨盆之间,可引起胎儿缺氧甚至胎儿死亡。

(2) 超声表现:脐带无回声管状结构位于胎先露部和宫颈之间(图 2-10-12),动态观察可见脐带在羊水中移动或漂浮,也可随母体体位变化而移动。

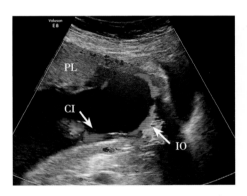

图 2-10-11 帆状胎盘,脐血管前置
PL:前壁胎盘;CI:子宫后壁脐带插入口;IO:宫颈内口

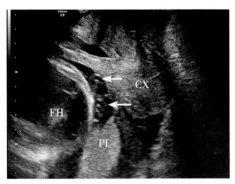

图 2-10-12 脐带先露
经会阴检查,胎盘位置低,脐带(箭头)位于胎头与宫颈之间;FH:胎头;CX:宫颈;PL:胎盘

三、羊水

羊水在胎儿的正常发育过程中有重要作用,如缓冲外界压力、为胎儿提供活动空间,保证呼吸道、胃肠道等系统的发育等,羊水评估是产前超声检查的重要组成部分。

(一) 羊水量的超声评估

1. 羊水深度测量

(1) 最大羊水池深度:探头垂直于水平面,尽量不加压,测量没有脐带和胎儿肢体的羊水最大深度(图 2-10-13)。此法适用于早、中孕期羊水量的评估。正常值范围为 2~8cm。

(2) 羊水指数(AFI):以孕妇脐为中心将子宫分为右上、右下、左上、左下 4 个象限,测量每个象限的最大羊水深度,4 个测值之和为 AFI。此法适用于晚孕期羊水量的评估。正常情况下 8cm<AFI<20cm。

2. 主观评估　对于有经验的医生，主观评估即可对羊水量是否正常得出正确判断，在主观判断的基础上结合羊水深度测值，其结果更为可靠。

（二）正常声像图表现

1. 羊水在超声上表现为无回声，环绕于胎儿周围。羊水内出现的漂浮点状回声，可能为胎脂、胎粪或其他物质，无临床意义，不需进行特殊处理。

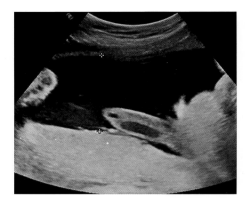

图 2-10-13　羊水深度测量

2. 孕妇腹壁较厚时因切片厚度伪像时羊水内部分显示为低回声，测量时应注意。测量羊水时应注意分辨羊水和其内的脐带回声，利用彩色 / 能量多普勒超声可鉴别，尤其在羊水较少时更为重要。

（三）羊水量异常

1. 羊水过少

（1）胎儿周边羊水少，肢体拥挤；最大羊水深度≤2cm 或 AFI≤5cm，可诊断羊水过少；5cm<AFI<8cm 可诊断为羊水可疑偏少。

（2）羊水过少与泌尿系统畸形（如肾发育异常、尿路梗阻等）、IUGR、胎膜早破、过期妊娠等因素有关。不论何种病因，均可使胎儿肺发育不良、胎儿窘迫等疾病的危险性增高；同时胎儿在宫内活动受限，无羊水的缓冲保护，颜面、肢体等部位可因受压导致颜面扁平、足内翻等改变。

2. 羊水过多

（1）胎儿漂浮于羊水中，与子宫前壁相距较远；最大羊水深度≥8cm 或 AFI≥24cm，可诊断羊水过多；20cm<AFI<24cm 可诊断为羊水可疑偏多。

（2）羊水过多可由多种孕妇及胎儿因素导致。最常见的孕妇因素是糖尿病；最常见的胎儿因素是消化道畸形，其他结构异常如中枢神经系统异常、骨骼异常、心血管畸形等也可导致羊水过多。单绒毛膜囊双羊膜囊双胎出现双胎输血综合征时，受血儿也可出现羊水过多表现。如羊水过多合并胎儿结构异常或 IUGR，则存在染色体异常的风险增大。如羊水过多不合并其他异常，称为特发性羊水过多。

四、宫颈

（一）检查方法

宫颈检查的金标准为经阴道超声检查。检查时孕妇需排空膀胱，探头置于阴道前穹隆,尽量对宫颈不加压,获取显示宫颈管最长径的矢状切面进行测量,必要时可在宫底加压15秒后重复测量。也可进行经会阴超声检查,检查时孕妇平卧位,将探头纵向置于会阴部双侧大阴唇之间。经腹超声检查准确性较低,不宜用于评价宫颈。

孕期宫颈的超声检查主要是作为预测早产的筛查手段。检查孕周一般在孕14周至孕30周之间。孕14周前,子宫下段与宫颈不易区分,测量准确性偏低;孕30周后,可出现生理性宫颈缩短。对于低危孕妇,最佳筛查孕周为18~22周。对于高危孕妇,宜于14~18周及18~22周分别检查。对于早产风险极高的孕妇,在孕14~24周之间应每两周检查一次。

(二) 超声测量方法

宫颈长度测量标准切面应显示宫颈管全长、宫颈内口和外口,宫颈前后唇的厚度及回声基本对称。宫颈管较平直时,宫颈长度为宫颈内口到外口的直线距离。宫颈管曲度较大时,以基本符合实际形状的折线长度作为宫颈长度。宫颈漏斗形成时,宫颈长度为宫颈管闭合部分的长度,此时,需测量漏斗宽度和长度以及漏斗比例(漏斗长度 /(漏斗长度 + 宫颈长度))(图2-10-14)。

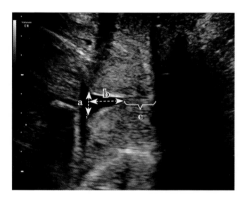

图2-10-14　宫颈漏斗形成
线段a为宫颈内口扩张的距离(漏斗宽度),线段b为漏斗深度,c为宫颈长度,漏斗比例为b/(b+c)

孕14~30周宫颈长度范围为25~50mm,如宫颈长度超过50mm,应考虑是否存在由于子宫下段肌层收缩所导致的测量误差。

(三) 超声异常表现

1. 宫颈短　宫颈短指孕14~30周之间宫颈长度<25mm,其最佳预测早产的时间为16~24周。宫颈越短,早产风险越高。宫颈缩短的最常见孕周为18~22周,宫颈变短越早,早产的风险越高。

2. 宫颈漏斗形成　为宫颈内口扩张,羊膜囊突入到宫颈管内的表现。漏斗比例<25%且宫颈长度≥25mm时,不增加早产的风险。中度(漏斗比例≥25%)和重度(漏斗比例≥50%)的漏斗形成与早产明显相关。

(徐钟慧　鲁红　戴晴)

第十一节　胎儿中晚孕多普勒超声检查

一、简介

胎儿血管的多普勒检查不作为常规中孕期筛查的项目,但当孕妇存在高危因素或者胎儿出现宫内缺氧等表现时,应注意检测其血流动力学的改变。

二、检查孕周、仪器及方法

通常在中孕及晚孕期进行。采用常规的彩色多普勒超声诊断仪,测量相应血管的血流频谱。

三、应显示结构或切面及标准测量方法及测值

(一) 脐动脉

选取脐带游离段与声束夹角小于 30° 的节段进行频谱取样及测量(图 2-11-1),可用"自动测量(autotrace)"功能键自动获得所需数据(收缩期峰值流速 PSV、舒张末期流速 EDV、平均峰值流速 TAmax、搏动指数 PI、阻力指数 RI、S/D 比值等)。

(二) 大脑中动脉

首先确定双顶径测量平面,后将探头向颅底移动,在前中颅窝之间可见成对的蝶骨大翼,此时加用彩色多普勒显像,将取样容积置于大脑中动脉前 1/3 内,取样容积为 1~2mm,声束夹角小于 20°(图 2-11-2)。取得基本相同连续频谱后冻结图像,自动功能键获得所需数据(包括收缩期峰值流速 PSV、舒张末期流速 EDV、时间平均峰值流速 TAmax、搏动指数 PI、阻力指数 RI、S/D 比值等)。

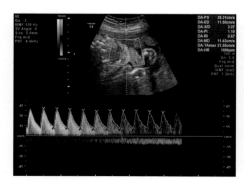

图 2-11-1　脐动脉的测定

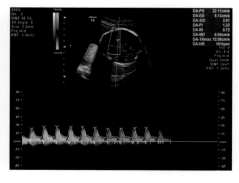

图 2-11-2　大脑中动脉的测定

(三) 静脉导管

标准切面 (图 2-11-3A):胎儿腹部横切面,显示静脉导管位于脐静脉与下腔静脉之间,彩色多普勒显示呈一细窄、明亮的血流信号。取样门置于流速增快节段的中部,多普勒角度应小于 60°,取样门尽可能减小(≤1mm)以降低下腔静脉及肝静脉的频谱信号干扰,调节频谱扫描速度(sweep speed)键至快速档(fast)或相应档位,清晰显示频谱各时相。

测量方法 (图 2-11-3B):获得频谱后分别测量 S 波、D 波及 a 波的峰值流速,用频谱包络法(auto trace 或 manual trace 法)测平均流速,并评价 a 波的类型(心房收缩期 a 波消失或反向时为 a 波异常)。

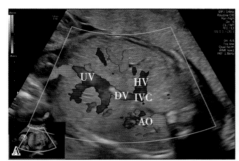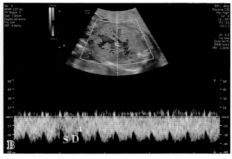

图 2-11-3　静脉导管的测定

A.胎儿腹部横切面显示静脉导管(DV)位于脐静脉(UV)和下腔静脉(IVC)之间;AO:腹主动脉;HV:肝静脉;B.静脉导管频谱,可显示 S 波、D 波及 a 波

(四) 子宫动脉

子宫动脉测量 (图 2-11-4)将探头纵向放置于左或右下腹腹壁腹股沟处向中线斜打,找到髂外动脉,再将探头向躯干中轴方向移动,探测到子宫动脉与髂外动脉相交叉,在距髂外动脉 1~2cm 处,设置取样门宽度 2mm,多普勒角度小于 60°,子宫动脉频谱显示为连续动脉波形。

四、多普勒超声异常表现(与孕周相关)

对孕期高血压状态、胎儿缺血缺氧状态有一定的提示作用。IUGR 胎儿如合并血流动力学的改变通常提示预后不良,需要采取有效的临床干预措施。

1. 脐动脉　S/D 比值、RI、PI 升高,舒张期血流消失或反向(图 2-11-5)。

2. 大脑中动脉　单纯 PSV 升高和贫血有密切相关性,PI 降低提示存在血流重新分配的情况,供应脑部的血流代偿性的增多,与晚孕期胎儿缺血缺氧的状态密切相关。

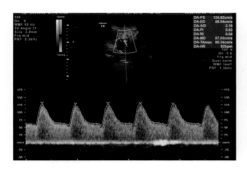

图 2-11-4　子宫动脉的测定

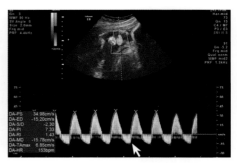

图 2-11-5　脐动脉舒张期频谱反向

3. 静脉导管　a波降低,a波消失或者反向,与晚孕期胎儿缺血缺氧的状态密切相关。

4. 子宫动脉　舒张期切迹出现(图 2-11-6),PI升高,通常对妊娠高血压及其先兆子痫等并发症的发生密切相关。

以上血管参数不同孕周具有不同的参考值标准,国内尚缺乏大规模的研究。

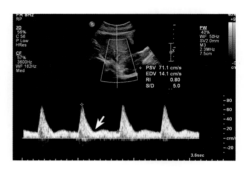

图 2-11-6　子宫动脉出现舒张期早期切迹(箭头)

（鲁　嘉　蔡爱露）

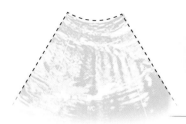

第三章

双胎超声检查

一、简介

随着孕妇年龄的增加及辅助生殖技术的广泛应用,双胎妊娠的发生率逐年增加。目前双胎妊娠的发生率是 1%~2%,其中约 50% 是辅助妊娠受孕。双胎妊娠中 3/4 是双绒毛膜囊双羊膜囊双胎,1/4 是单绒毛膜囊双羊膜囊双胎,约 1% 是单绒毛膜囊单羊膜囊双胎。双胎妊娠无论对母体或胎儿均为高危妊娠,围生期胎儿发病率是单胎妊娠的 3~7 倍,病死率为单胎妊娠的 4~6 倍,约占围生期总发病数和死亡数的 10%~20%,其引起的流产、早产、妊娠并发症及不良围生期结局的增加逐渐受到关注。

二、应显示结构或切面及标准测量方法

(一) 早孕期绒毛膜性的判断

孕早期(孕 14 周前)超声检查非常容易准确判断绒毛膜囊的个数,可以直接计数。如显示两个未融合的妊娠囊分别包绕一层厚的强回声结构,或者虽仅观察到一个妊娠囊,但妊娠囊内分隔与妊娠囊相交处呈"Λ"征,即双胎峰(图 3-1),则绒毛膜囊个数定义为 2,羊膜囊数为 2;如以上各条均为阴性,则绒毛膜囊个数为 1。多胎妊娠时应在孕早期进行第一次超声检查,并详细记录绒毛膜囊及羊膜囊的个数,为中晚孕期超声诊断奠定良好的基础。

(二) 中晚孕期绒毛膜性的判断

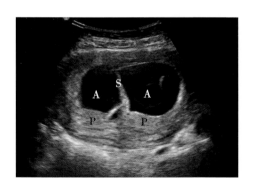

图 3-1 妊娠囊内分隔(S)与妊娠囊相交处呈"Λ"征,胎盘实质(P)呈"楔形"向羊膜腔方向(A)突起,定义为"双胎峰"
该病例为双绒毛膜囊双胎妊娠

中晚孕期可通过病史、观察胎儿性别、胎盘个数及位置、胎盘绒毛板的羊膜分隔特征、分隔膜的形态、厚度及层次等指标作出判断,必要时需多个超声

指标联合应用或参照早孕超声检查的结果。如果两胎儿性别不同、或者有两个胎盘则可以明确诊断双绒毛膜囊双胎妊娠。如果在中晚孕期观察到"双胎峰",也是诊断双绒毛膜囊双胎的可靠征象。如果两胎儿性别相同且只有一个胎盘、分隔膜与胎盘连接处无"双胎峰",则应考虑单绒毛膜囊双胎的可能性。中晚孕期判断绒毛膜性准确性不高,在部分病例常常无法判断,不利于进一步的超声检查和诊断。

（三）双胎妊娠胎儿的定位

对于双胎妊娠,应完整地扫查子宫,从耻骨弓扫查到子宫底顶部,确定每个胎儿的胎先露、胎方位及其在左侧还是右侧,确定每个胎儿的胎盘位置。通常,将胎先露部靠近宫颈内口的胎儿定义为胎儿一、另一胎儿则为胎儿二。

三、双胎超声异常表现

双胎妊娠属高危妊娠。双胎妊娠的胎儿并发症主要包括早产、胎儿宫内生长受限（intrauterine growth restriction, IUGR）、胎儿畸形等;同时单绒毛膜囊双羊膜囊双胎由于胎盘绒毛膜板存在连接两个胎儿循环的吻合血管,可能会出现双胎输血综合征、双胎动脉反向灌注序列征、双胎贫血 - 多血序列征、选择性胎儿宫内发育迟缓等多种并发症;同时双胎之一死亡后,另一胎也会出现多囊性脑软化等特殊表现。

1. 一般畸形 双胎妊娠中先天性畸形的发生率是单胎妊娠的2~3倍,可为两个胎儿均有畸形,也可为双胎之一严重畸形而另一胎儿完全正常。在单卵双胎出现双胎之一畸形,可能是由胚胎分裂时的致畸因素及胎盘血管吻合所致。常出现的先天性畸形包括:心脏畸形、中枢神经系统畸形、胃肠道畸形、泌尿系统畸形、腹壁畸形等。其中先天性心脏畸形的发生率约为7.4% ~ 18.9%,接近普通单胎妊娠的4倍,因此对于所有双胎妊娠均应进行详细的胎儿结构及胎儿超声心动图检查。

2. 双胎输血综合征（twin-to-twin transfusion syndrome, TTTS） 双胎输血综合征在单绒毛膜囊双胎中的发生率为8%~10%,是极严重的并发症之一,为引起胎儿死亡的主要原因。TTTS通常在中孕早期发病,发病机制是双胎之间通过胎盘血管吻合支引起血液交换不平衡以及抗利尿激素增加等内分泌异常,使得受血儿和供血儿分别出现多尿 / 羊水过多 - 少尿 / 羊水过少序列征。

在临床工作中,应对所有的单绒毛膜囊双胎密切随访,孕14周后每两周进行一次超声检查。TTTS诊断标准是双胎羊水量严重不一致,双胎之一最大羊水深度小于2cm,另一胎最大羊水深度大于8cm（≤20周）或10cm（>20周）。主要超声表现为供血胎儿羊水少（最大深度≤2cm）、体重小、膀胱小或消失,受血胎儿羊水多（最大深度≥8cm或10cm）、体重大、心脏增大、胎儿水肿等。

当发现 TTTS 后,应对胎儿进行全面评估,最常用的是 Quintero 分级系统：Ⅰ级为受血儿羊水过多、供血儿羊水过少,但双胎膀胱均可见,;Ⅱ级为供血儿膀胱未显示,但多普勒频谱正常;Ⅲ级为任一胎儿出现多普勒频谱异常,如脐动脉舒张期血流消失或反向,或静脉导管 A 波消失或反向,脐静脉搏动性频谱;Ⅳ级为任一胎儿出现胎儿水肿表现如胸腔积液、心包积液、腹腔积液或皮肤水肿;Ⅴ级为双胎之一胎死宫内。

TTTS 供血儿由于羊水过少,可被羊膜囊紧紧包裹形似"蚕茧",称之为"贴附儿征"(图 3-2);此时由于双胎间羊膜分隔难以显示,易造成误诊。而受血儿由于血容量增加,可出现各种心肌病,如：心肌肥厚、心室扩大、静脉导管频谱异常、心脏收缩功能下降等,5% 的严重病例会出现右室流出道梗阻。

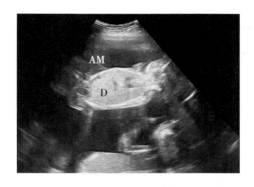

图 3-2 双胎输血综合征

供血儿(D)周围可见羊膜(AM)包绕,活动受限

TTTS 若不经治疗,预后很差,围生期死亡率约 90%,而存活胎儿中 20%~40% 出现中枢神经系统后遗症。

3. 选择性胎儿宫内发育迟缓(selective intrauterine growth restriction, sIUGR) sIUGR 为双胎之一胎儿估计体重低于第 10 百分位数而另一胎胎儿估计体重在正常范围内(高于第 10 百分位);常由于胎儿之一先天畸形、胎盘分布不均或一个胎儿脐带入口异常所致,两个胎儿的羊水量差异不如 TTTS 明显。sIUGR 小胎儿在严重情况下会出现羊水过少甚至无羊水,此时胎儿死亡率明显增加。但其与 TTTS 的区别在于大胎儿发育正常且无羊水过多。对 sIUGR 应进行密切认真的定期超声监测,如评估脐动脉频谱及羊水深度等,以帮助预测胎儿急性恶化及宫内死亡,辅助制定临床处理方案。

目前根据小胎儿的脐动脉多普勒频谱表现将单绒毛膜囊双胎 sIUGR 分为三型。Ⅰ型:脐动脉频谱舒张期为正向血流;Ⅱ型:脐动脉舒张末期频谱持续性消失或反向(图 3-3);Ⅲ型:脐动脉舒张末期频谱间歇性消失或反向。上述频谱特征在妊娠较早期即出现,频谱形态通常持续到分娩都无明显变化,与临床转归和预后有关。Ⅰ型 sIUGR 通常预后较好;Ⅱ型 sIUGR 出现小胎儿宫内缺氧及宫内死亡的风险增加,而Ⅲ型频谱是单绒毛膜囊双胎 sIUGR 的特有征象,临床转归不典型,小胎儿突发宫内死亡及大胎儿脑实质病变的风险增加,可能与双胎间存在较大的动脉 - 动脉吻合血管有关。

4. 双胎反向动脉灌注序列征(twin reverse arterial perfusion sequence,

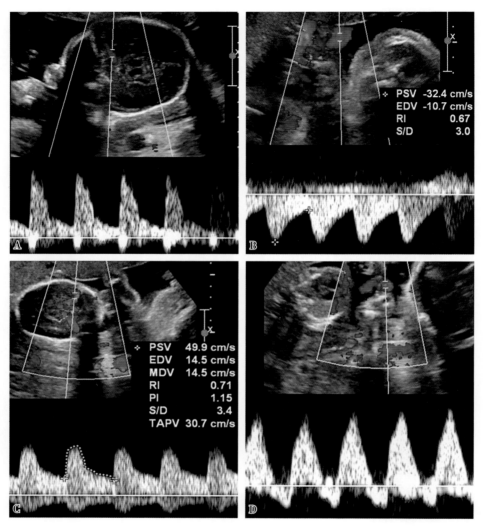

图 3-3 选择性胎儿宫内发育迟缓

胎儿 1 大脑中动脉(A)及脐动脉(B)血流正常;胎儿 2 大脑中动脉阻力下降(C),脐动脉舒张期血流反向(D)

TRAPS) TRAPS 又称无心畸形,较为罕见,发生率约 1:35 000。TRAPS 是单绒毛膜囊双胎特有的并发症,其特征是双胎之一无心脏并伴有一系列畸形,由正常胎儿通过脐动脉-脐动脉、脐静脉-脐静脉之间的吻合血管向其逆向泵血(图 3-4)。无心畸胎盆腔和下肢发育较好,而心脏、颅脑、上肢等的发育受到严重抑制,甚至完全退化。TRAPS 受血儿约 50% 存在染色体异常,超过 2/3

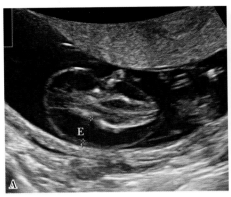
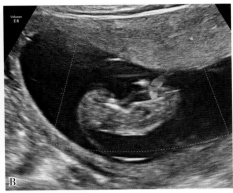

图 3-4 孕 12 周双胎反向动脉灌注序列征。

A. 受血儿腹部及下肢周围可见严重的皮肤水肿（E），皮肤厚 0.8cm；B. 受血儿脐动脉（UA）血流反向

表现为单脐动脉，TRAPS 供血儿约 70% 存在羊水过多，供血儿的死亡率约为 35%~50%。引起供血儿死亡的原因有：供血儿的心脏负荷增加；无心畸胎增长占据宫腔空间；无心畸胎的低含氧量血通过静脉 - 静脉吻合流入供血儿，引起供血儿的慢性缺氧及宫内发育迟缓。

TRAPS 的超声评估包括：当观察到双胎之一严重畸形且以上部身体畸形为主、无心脏及心脏搏动、脐血管血流反向时应考虑 TRAPS 的诊断。当无心畸胎体积增大明显、无心畸胎与供血儿体重比大于 70%、供血儿充血性心力衰竭或水肿、羊水过多、双胎之间脐动脉阻力指数差值小于 0.2，提示供血儿预后不良。

5. 双胎贫血 - 多血序列征（twin anemia polycythemia sequence，TAPS） TAPS 是指单绒毛膜囊双胎之间血红蛋白浓度不均衡。3%~5% 的单绒毛膜囊双胎于 30 周以后会出现自发性 TAPS；在 TTTS 病例激光治疗后，有 2%~13% 会出现医源性的 TAPS。自发性或医源性 TAPS 病例的胎盘都含有少量的细小的单向动脉 - 静脉吻合血管，而没有代偿性的动脉 - 动脉吻合血管，两胎儿之间可能存在慢性输血，血流量约 5~15ml/24h。

TAPS 的产前诊断标准为：双胎之一大脑中动脉 PSV>1.5MoM 值（mltiples of the median，MoM），提示贫血（图 3-5）；另一胎大脑中动脉 PSV<0.8MoM，提示红细胞增多症。TAPS 的生后诊断标准是双胎间的血红蛋白浓度差值大于 8g/dl 及双胎间网织红细胞比值大于 1.7 或胎盘血管吻合支直径 <1mm。

对于单绒毛膜囊双胎，特别是在 TTTS 激光治疗后的病例，应至少每两周常规测量大脑中动脉 PSV。TAPS 的死亡率低于 TTTS，可行期待治疗、引产、宫内输血、选择性堕胎或再次行胎儿镜下激光手术等治疗方案。

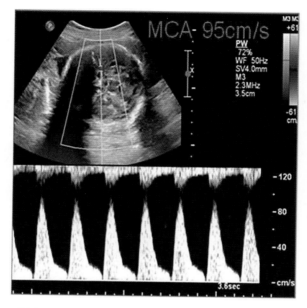

图 3-5 双胎之一大脑中动脉流速 95cm/s,胎儿贫血

6. 双胎之一宫内死亡 单绒毛膜囊双胎之一宫内死亡后,20%~38% 的存活儿出现致死性改变,约 20%~46% 的胎儿会出现严重的神经系统并发症。

在双胎之一死亡后,应通过超声监测胎儿大脑中动脉血流情况了解存活儿的血流动力学状态。存活胎儿的神经系统异常表现可分为以下几类:白质缺血缺氧性病变,常发生于大脑中动脉供血区域,表现为脑穿通畸形、多囊性脑软化(图 3-6)、小头畸形、积水性无脑畸形等;出血性病变,可单独发生或与

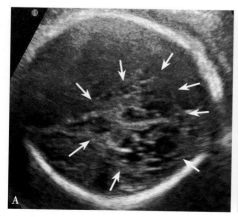
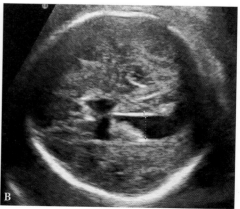

图 3-6 双胎之一死亡,存活胎儿脑组织破坏、囊性变(A,箭头所指),侧脑室增宽(B)

缺血缺氧性病变合并存在,可导致出血后脑积水;继发于血管紊乱的并发症,如神经管缺陷、视神经发育不良等。对于高风险的病例可在孕 31 周左右行胎儿 MRI 检查以筛查颅脑损伤,作为超声的有益补充。

7. 联体双胎　　见于 1% 单卵双胎,发生率约占全部妊娠的 1/50 000,见于 1/250 000 的活产儿,多见于女性双胎。根据相连部位命名,如胸部联体(图 3-7)、脐部联体、骶部联体等。

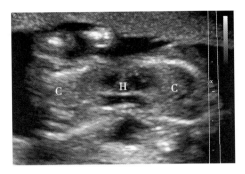

图 3-7　联体双胎
两个胎儿胸部(C)融合,共用一个心脏(H)

（张一休　　陈欣林）

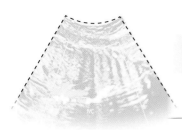

第四章

胎儿超声异常的产科临床处理

产科超声检查可分为：①早期妊娠超声检查；②中、晚期妊娠常规超声检查；③中、晚期妊娠系统胎儿超声检查；④针对性（特定目的）超声检查。产前超声检查能够为临床医生提供的信息主要分为以下几类：

1. 胎儿形态结构信息　包括：①胎儿正常解剖器官形态、内部结构等方面的信息；②胎儿结构异常信息，主要指胎儿解剖结构畸形，以下简称"超声结构异常"；③超声软指标。

2. 胎儿血流动力学信息　包括脐动脉、大脑中动脉等。

3. 胎儿生命信息　如心跳、胎动等。

本文仅针对胎儿形态结构异常的产科临床处理进行相关阐述。

一、超声结构异常的临床处理

超声结构异常者如包括一些致命畸形（无脑儿、严重脑膨出、严重开放性脊柱裂、严重胸腹壁缺损内脏外翻、单腔心、致命性软骨发育不全等）时，往往胎儿结局不良。

产前超声发现胎儿结构异常者，明确导致该异常发生的原因对于判断胎儿预后以及再次妊娠发生此种情况的再发风险具有重要的意义。其发病原因可分为遗传性和后天获得性。在临床上，首先要除外遗传性原因。在 20 世纪，对于产前超声结构异常者，对胎儿行产前细胞遗传学诊断，即对胎儿组织行染色体核型分析是产前遗传学诊断的金标准，但该技术具有细胞培养耗时长、分辨率低以及耗费人力的局限性，通过常规的分带技术只能检出 10Mb 以上的异常。染色体微阵列分析（chromosomal microarray analysis，CMA）技术又被称为"分子核型分析"，能够在全基因组水平进行扫描，可检测染色体不平衡拷贝数变异（copy number variants，CNV），尤其是对于检测染色体组微小缺失、重复等不平衡性重排具有突出优势。根据芯片设计与检测原理的不同，CMA 技术可被分为两大类：基于微阵列的比较基因组杂交（array-based comparative genomic hybridization，aCGH）和单核苷酸多态性微阵列（single nucleotide polymorphism array，SNP array）技术。前者需要将待测样本 DNA 与正常对照样本 DNA 分别标记后进行竞争性杂交后获得定量的拷贝数检测结果,而后者则只需将待测样本 DNA 和一整套正常基因组对照资料进行对比即可获得诊断结果。

2010 年,国际细胞基因组芯片标准协作组(The International Standard Cytogenomic Array Consortium,ISCA Consortium)在总结了 21 698 例染色体核型正常但具有异常临床表征包括智力低下、发育迟缓、多种体征畸形以及自闭症的先证者研究的基础上,发现 aCGH 对致病性 CNV 的检出率为 12.2%,比传统 G 显带核型分析的检出率提高了 10%,因此 ISCA 推荐将 aCGH 作为对于未明原因的发育迟缓、智力低下、多种体征畸形以及自闭症患者的首选临床一线检测方法。

近年来,CMA 技术在产前诊断领域中的应用越来越广泛,很多研究也证明了该技术具有传统胎儿染色体核型分析方法所无法比拟的优势。CMA 对非整倍体和不平衡性染色体重排的检出效率与传统核型分析方法相同,并具有更高的分辨率和敏感性,且 CMA 还能发现额外的、有临床意义的基因组 DNA 拷贝数变异,尤其是对于产前超声发现胎儿结构异常、且染色体核型正常者,CMA 对于致病性 CNV 的检出率为 6%。基于上述研究结果,美国妇产科医师协会(American College of Obstetrics and Gynecology,ACOG)于 2013 年提出关于 CMA 应用于产前诊断的指南,明确指出,对于产前超声发现胎儿存在孤立性或多发性结构异常者,应行产前 CMA 检测,且 CMA 可以取代核型分析。

但对于国内大多数医疗结构而言,由于对 CMA 检测前后的产前咨询能力不足、对 CMA 结果的临床意义的判断能力不足以及缺乏规范化的对 CMA 检测结果的验证工作,只有少数医疗机构能够良好地、规范地开展和应用该项技术。2014 年中华医学会"染色体微阵列分析技术在产前诊断中的应用协作组"就其在临床应用中存在的具体问题进行深入讨论并达成共识性意见。该共识指出,产前超声发现胎儿结构异常是 CMA 检查的适应证,但建议在胎儿染色体核型分析的基础上进行。具体的技术路线如下:对于超声发现胎儿结构异常的患者,建议先行胎儿染色体核型分析和快速产前诊断,如结果异常,则可直接发放报告。如结果正常,则应进一步行 CMA 检测,对重要的 CMA 异常结果,应采用 FISH 技术对其进行验证,并在必要时对父母外周血进行检测以溯源。同时,该共识意见强调,在进行产前 CMA 检测之前和检测之后必须进行有关遗传咨询;遗传咨询应由有遗传咨询资质的专业医务人员担任;检测前的咨询应详细解释 CMA 的优点和局限性,并做到充分的知情同意。

二、超声软指标的临床意义

超声软指标指的是一些特殊的超声特征,其意义并不明确,常常为一过性,在晚孕期或出生后不久即自然消退,大多数胎儿并无不良结局,但这些软指标的存在与胎儿染色体异常和(或)妊娠不良结局之间有一定关联。

根据所发现孕周的不同,可将超声软指标分为早孕期超声软指标和中孕期超声软指标两大类。前者包括颈项透明层增厚、三尖瓣反流、静脉导管 a 波消失、反向鼻骨缺失 / 发育不良等;后者包括:颈背部皮肤增厚、鼻骨缺失 / 发育不良、肠管强回声、长骨短小、轻度肾盂扩张、脉络丛囊肿、侧脑室增宽、后颅窝增宽、单脐动脉等。下面将对各个软指标分别进行阐述。

(一) 早孕期超声软指标

颈项透明层(nuchal translucency,NT)增厚:

(1) 指在早孕期利用超声观察到的胎儿颈后的皮下积水。到了中孕期,透明层通常会消退,但在少部分病例中,该透明层会变为颈背部皮肤增厚或水囊瘤。

(2) NT 增厚是一个独立的胎儿染色体非整倍体的标记物,通常以 3mm 作为 NT 增厚的切割值。75% 的 21- 三体综合征胎儿存在 NT 增厚,其他常见染色体非整倍体,如 13- 三体综合征、18- 三体综合征和特纳综合征的风险也增高,且随 NT 增加,胎儿染色体非整倍体风险也随之增加。

(3) NT 增厚是进一步行介入性产前诊断和遗传学分析的指征。

(4) NT 增厚时,胎儿罹患先天性心脏缺陷的风险较背景人群显著升高。随着 NT 厚度的增加,胎儿罹患先天性心脏缺陷的风险也增加,如果同时合并有静脉导管 a 波反向、三尖瓣反流的超声表现,则胎儿罹患先天性心脏缺陷的风险更高。如对胎儿遗传学分析未见异常,建议行后续的胎儿超声心动图检查以除外先天性心脏缺陷的可能性。

(5) NT 增厚时胎儿罹患其他结构异常的风险也增加,如骨骼和肾脏发育不良,如对胎儿的遗传学分析未见异常,建议在妊娠 16 周行超声检查,注意羊水和骨骼情况。

(6) 当胎儿 NT 增厚且染色体核型正常时,胎儿有可能罹患一些罕见的遗传综合征,如 Noonan 综合征、Smith-Lemli-Opitz 综合征等,以及染色体微缺失 / 微重复综合征,建议对此类病例行后续的 CMA 检测。

(7) 当胎儿 NT 增厚且染色体核型正常时,也提示妊娠结局不良的风险升高,如自然流产、胎死宫内等,应对孕妇进行充分的告知,在孕期加强监测。

(8) 染色体异常及其他病变与 NT 的厚度,而非其形态相关。

早孕期超声软指标均为独立的胎儿染色体非整倍体的标记物,是介入性产前诊断和产前遗传学诊断的明确指征。如果胎儿染色体核型正常,建议进一步行 CMA 检测。同时,孕期超声软指标也可能是胎儿结构异常的早期表现,随着孕周的增加,可能会出现其他的结构异常表现。如果遗传学检查未发现异常,应对胎儿进行动态超声监测,警惕有无其他超声异常表现。

（二）中孕期超声软指标

约 15% 的正常胎儿在中孕期超声检查时会发现软指标，当同时发现其他超声结构异常时，有进一步行介入性产前诊断和遗传学分析的指征，该处理是基于超声结构异常，而非基于超声软指标。在低危人群中发现的孤立性超声软指标的临床处理较为棘手，这些超声软指标主要是针对胎儿 21- 三体综合征进行筛查，当超声发现这些软指标时，应采用各个指标的似然比（likelyhood ratio，LR）来对胎儿罹患 21- 三体综合征的前设风险进行校正，根据校正后的风险决定是否对胎儿行进一步介入性产前诊断，如果校正后的 21- 三体综合征风险大于 1/250，则建议行介入性产前诊断和遗传学分析。以下针对低危人群中孤立性超声软指标的临床处理分别进行阐述。

1. 鼻骨缺失 / 发育不良

（1）鼻骨发育不良指鼻骨未显示或长度短小，小于孕周第五百分位值。

（2）约 1/3 的 21- 三体综合征表现为单侧鼻骨缺失 / 发育不良。

（3）是独立的胎儿染色体非整倍体标记物，针对 21- 三体综合征前设风险的 LR 值 6.58，显著增加胎儿 21- 三体综合征风险，是目前最敏感的有关胎儿染色体非整倍体的超声标记物。

（4）是明确的介入性产前诊断和遗传学分析的指征，如遗传学分析未见异常，一般预后良好。

（5）超声发现鼻骨缺失 / 发育不良时，应对其他骨骼进行详细检查，以除外骨骼发育不良性疾病的可能性。

2. 颈背部皮肤（nuchal fold，NF）增厚

（1）定义为在妊娠 18~21 周时 NF≥6mm。

（2）针对胎儿 21- 三体综合征前设风险的 LR 值为 3.79，显著增加胎儿 21- 三体综合征的风险，是明确的介入性产前诊断和产前遗传学分析的指征。

（3）当 NF 增厚时，胎儿罹患先天性心脏缺陷的风险增加，应行胎儿超声心动图检查以除外先天性心脏缺陷。

（4）NF 增厚时，胎儿罹患某些罕见的遗传综合征（如 Noonan 综合征）以及染色体微缺失 / 微重复综合征的风险增加，如染色体核型正常，建议行 CMA 检查。

（5）NF 增厚可能是胎儿水肿或囊性水囊瘤的早期表现，尤其是当 NT 正常时，该风险更大。应动态超声监测，警惕这两种情况的发生，必要时可行胎儿水肿的相关检查。

3. 肠管强回声（echogenic bowel，EB）

（1）通常被定义为肠管回声等于或超过周围骨骼回声。

（2）在正常胎儿中罕见，只有 0.6% 的中孕期胎儿会出现 EB。

（3）约 15% 的 21- 三体综合征胎儿会出现 EB，该指标针对胎儿 21- 三体综合征前设风险的 LR 值为 1.65。

（4）约 6% 的胎儿会合并消化道畸形，应动态超声监测有无腹水、肠管扩张、肠梗阻的征象。

（5）EB 可能是胎儿宫内生长受限（fetal growth restriction，FGR）、羊水或胎盘异常的早期征象，建议随访观察。

（6）胎儿罹患囊性纤维化（cystic fibrosis，CF）时会出现 EB，该疾病是欧洲裔高加索人最常见的常染色体隐性遗传疾病之一，必要时可对孕妇夫妇进行有关 CF 基因突变携带者的检查，在此基础之上决定是否对胎儿行 CF 的产前诊断。

4. 长骨短小

（1）定义为长骨（股骨 / 肱骨）长度小于期望值的 90% 或小于标准长度的第 2.5 百分位。

（2）股骨 / 肱骨严重短小或外观异常，如骨骼弯曲、骨折、矿化不足，提示胎儿骨骼发育不良。

（3）长骨短小也与胎盘功能不良和染色体异常相关，股骨短小是胎盘功能不良最早的超声标记物，胎儿发生 FGR 的风险较背景人群增加 3 倍，应动态超声监测以及时发现并处理 FGR。

（4）股骨短小者发生 34 周之前的早早产风险显著增加，在临床上要加强监测，及时发现并对其进行相应产科处理。

5. 轻度肾盂扩张（mild pyelectasis，MP）

（1）约 3% 的胎儿可出现 MP，是正常的、非特异性表现，通常在分娩前消失。

（2）MP 对胎儿 21- 三体综合征的前设风险仅有轻微调整作用，其 LR 值为 1.08。

（3）MP 是肾盂输尿管连接处梗阻最早出现的表现，超声表现为单侧或不对称的 MP。建议动态超声监测，通常在妊娠 32 周时复查超声。

6. 单脐动脉（single umblical artery，SUA）

（1）建议行进一步的胎儿超声心动图检查，以除外先天性心脏缺陷。

（2）如同时伴有其他系统的异常，则胎儿为染色体非整倍体的风险为50%，应行后续的介入性产前诊断和遗传学分析。

（3）孤立性 SUA 并不增加胎儿非整倍体风险，不是后续介入性产前诊断和遗传学分析的指征。

7. 脉络丛囊肿（choroid plexus cyst，CPC）

（1）可见于 2% 的正常胎儿。

（2）大小、数量不一，可为单侧或双侧，可为单发或多发。

（3）在 95% 的病例中 CPC 会在 28 周之前自然消退，并无病理意义。

（4）孤立性 CPC 不造成胎儿发育异常，不增加胎儿非整倍体风险，不是介入性产前诊断的指征。

（5）18- 三体综合征的胎儿中约 50% 出现 CPC，但往往合并其他 18- 三体综合征相关的迹象，如姿势异常、先天性心脏缺陷、脐膨出等。超声发现 CPC 时，应注意寻找有无这些迹象。

8. 侧脑室增宽（ventriculomegaly，VM）

（1）是一个描述性的术语，定义为在任何孕周测量侧脑室房部或后角的宽度大于 10mm，侧脑室宽度 10~15mm 称为轻度 VM，侧脑室宽度≥15mm 称为重度 VM。

（2）三种情况可能造成 VM：第一种是脑脊液循环梗阻或吸收受损；第二种是大脑发育被破坏，可能是结构畸形（Dandy-Walker 畸形）或皮质发育异常（神经元迁徙综合征）；第三种是破坏性的，可能是血管损伤或感染所致。

（3）一旦发现 VM，获取详尽的病史很重要，尤其是最近的病毒性疾病或母亲的创伤、家族性遗传病史、既往的先天性异常病史、或胎儿 / 新生儿血小板减少症。

（4）如果 VM 合并有颅内出血，应寻找胎儿罹患同种免疫性血小板减少症的证据，如抗血小板抗体 / 人血小板抗原（human platelet antigen，HPA）分型。

（5）应安排行胎儿 MRI 检查，尤其是当预后不确定的时候，适当时应进行遗传咨询。

（6）60% 的重度 VM 伴发各系统畸形，以脊柱裂和胼胝体缺失最为常见，预后差，病死率高达 70%~80%，活产者 90% 出现远期神经系统发育异常。

（7）50% 以上的非孤立性轻度 VM 者合并中枢神经系统异常，以脊柱裂和胼胝体缺失最为常见。颅外畸形以先天性心脏缺陷最为常见。胎儿预后差，病死率达 56%，活产者 45% 出现生长发育迟滞。

（8）重度 VM 和非孤立性轻度 VM 均属超声结构异常，建议行介入性产前诊断和遗传学分析。

（9）孤立性轻度 VM 的神经发育结局变异较大。一般而言，>85% 的病例结局正常或有轻微的迟滞，但非对称性的双侧侧脑室增宽、同时存在颅内 / 颅外异常、侧脑室增宽进一步发展时预后较差。约 56% 的病例侧脑室宽度保持稳定，其中 4.1% 的活产者可能发生远期神经系统异常。

（10）孤立性轻度 VM 可显著增加胎儿 21- 三体综合征的风险，其针对 21- 三体综合征前设风险的 LR 值为 3.81。

（11）一旦发现孤立性轻度 VM 应动态超声监测，注意排查有无宫内感染的迹象,如颅内或腹腔内多发钙化灶,至少在妊娠 28 周和 32 周时分别重复超声检查,寻找有无中枢神经系统或其他系统的异常,这些异常很可能在中孕期系统胎儿超声检查时尚未表现出来。

(12)如出现重度 VM、非整倍体、脊柱裂、或合并其他的主要畸形,则应考虑终止妊娠。分娩方式根据产科情况而定。

9. 后颅窝增宽

(1)指后颅窝宽度大于 10mm。

(2)孤立性后颅窝增宽多见于晚孕期,没有明确的临床意义,不增加胎儿染色体非整倍体的风险,不是介入性产前诊断的指征。

(3)发现后颅窝增宽时,应注意排查有无小脑和小脑蚓部异常(如 Dandy-Walker 综合征或变异)、有无脑室增宽和第四脑室扩张、有无蛛网膜囊肿。出现上述迹象时应行后续的介入性产前诊断和遗传学分析。

(4)应动态超声监测,必要时辅以磁共振检查。

需要强调的是,以上的临床处理仅针对在中孕期的低危孕妇人群中所发现的孤立性软指标,并且已进一步行超声检查确认其为孤立性表现。总体而言,出现软指标并不一定提示胎儿有遗传学异常,也可能预测不良妊娠结局。大多数孤立性软指标只轻微修正 21- 三体综合征的前设风险,只有部分软指标会增加胎儿罹患 21- 三体综合征的风险。当在超声扫描中发现一个标记物时,操作者应积极寻找有无其他标记物,当在系统超声检查中所有超声标记物均未被发现时,胎儿 21- 三体综合征的风险降低 7.7 倍。如果同时出现两个以上软指标或合并其他异常情况(如早发型 FGR)或高危因素(如孕妇高龄),则应按照超声结构异常进行相应处理,大多数情况下会建议行进一步的介入性产前诊断和遗传学分析。另外,发现孤立性软指标之后,动态超声监测也是非常重要的,尤其是当首次超声检查尚不足妊娠 19 周时,建议两周之后复查超声。

产前超声发现胎儿结构异常或软指标,应建议孕妇到产前咨询门诊进行产前遗传咨询,咨询医生应向孕妇详细解释该超声表现的临床意义,对于具备后续介入性产前诊断和遗传学分析指征的孕妇,应在充分知情同意的基础上进行操作,产前诊断应在已取得产前诊断技术服务资质的医疗保健机构、由具备产前诊断资质的医务人员操作执行,并严格遵守中华人民共和国卫生行业标准 WS 322.2-2010《胎儿常见染色体异常与开放性神经管缺陷的产前筛查与诊断技术标准》(备案号 29141-2010)。总之,仔细的超声排查、充分的产前遗传咨询、完善的后续产前诊断,是对产前超声发现胎儿存在结构异常和软指标孕妇进行适宜临床处理的基础和保障。

(戚庆炜)

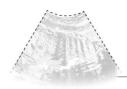

附录 中国胎儿的生长发育参数

附录1:胎儿拟合双顶径百分位数表(mm)

孕周	样本量	百分位数						
		3%	5%	10%	50%	90%	95%	97%
14 & 15	18	30.2	30.9	31.9	35.3	38.8	39.8	40.5
16	18	32.5	33.1	34.1	37.7	41.2	42.2	42.8
17	24	34.9	35.6	36.6	40.1	43.7	44.7	45.4
18	32	37.5	38.2	39.2	42.8	46.4	47.4	48.1
19	60	40.2	40.9	41.9	45.5	49.2	50.2	50.9
20	258	43.0	43.7	44.7	48.4	52.1	53.1	53.8
21	609	45.9	46.6	47.6	51.4	55.1	56.1	56.8
22	1023	48.9	49.6	50.6	54.4	58.1	59.2	59.9
23	1312	51.9	52.6	53.6	57.4	61.2	62.3	63.0
24	1269	54.9	55.6	56.7	60.5	64.3	65.4	66.1
25	387	57.9	58.6	59.7	63.6	67.5	68.5	69.3
26	126	60.9	61.6	62.7	66.6	70.5	71.6	72.4
27	70	63.8	64.6	65.7	69.6	73.6	74.7	75.4
28	91	66.7	67.4	68.6	72.6	76.6	77.7	78.4
29	211	69.5	70.2	71.4	75.4	79.4	80.6	81.3
30	366	72.2	72.9	74.1	78.1	82.2	83.4	84.1
31	308	74.7	75.5	76.6	80.7	84.8	86.0	86.8
32	342	77.1	77.9	79.0	83.2	87.3	88.5	89.3
33	175	79.3	80.1	81.2	85.4	89.6	90.8	91.6
34	127	81.3	82.1	83.3	87.5	91.7	92.9	93.7
35	116	83.1	83.9	85.1	89.4	93.6	94.8	95.6
36	199	84.6	85.4	86.6	91.0	95.3	96.5	97.3
37	227	85.9	86.7	87.9	92.3	96.6	97.9	98.7
38	138	86.9	87.7	89.0	93.3	97.7	99.0	99.8
39	35	87.6	88.4	89.7	94.1	98.5	99.8	100.6
40 & 41	17	88.0	88.8	90.0	94.5	99.0	100.2	101.1

注:$Mean(BPD)=66.63152+3.02715(MA-26)-0.02325(MA-26)^2-0.00362(MA-26)^3(R^2=95.23\%)$

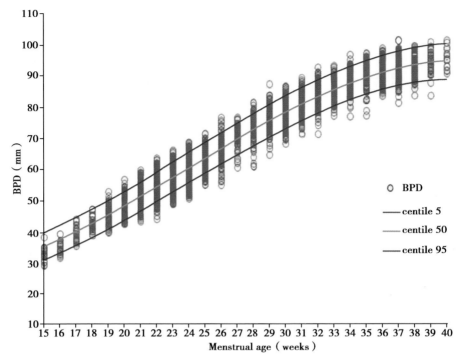

附图 1　胎儿双顶径散点图分布及拟合第 5 百分位数,第 50 百分位数,第 95 百分位数曲线

附录 2:胎儿拟合头围百分位数表(mm)

孕周	样本量	百分位数						
		3%	5%	10%	50%	90%	95%	97%
14 & 15	18	107.8	109.8	112.7	123.3	133.9	136.8	138.8
16	18	118.2	120.2	123.2	133.9	144.7	147.7	149.7
17	24	128.8	130.9	133.9	144.8	155.6	158.7	160.7
18	32	139.6	141.7	144.8	155.8	166.8	169.9	172.0
19	60	150.5	152.6	155.7	166.9	178.1	181.2	183.3
20	258	161.4	163.6	166.7	178.0	189.4	192.5	194.7
21	609	172.4	174.5	177.7	189.2	200.7	203.9	206.0
22	1023	183.2	185.4	188.7	200.3	211.9	215.2	217.3
23	1312	194.0	196.2	199.5	211.3	223.0	226.3	228.6
24	1269	204.6	206.9	210.2	222.1	234.0	237.4	239.6
25	387	215.0	217.3	220.7	232.7	244.8	248.2	250.5
26	126	225.2	227.5	230.9	243.1	255.3	258.8	261.0
27	70	235.0	237.3	240.8	253.2	265.5	269.0	271.3

续表

孕周	样本量	百分位数						
		3%	5%	10%	50%	90%	95%	97%
28	91	244.5	246.8	250.4	262.9	275.4	278.9	281.2
29	211	253.5	255.9	259.5	272.1	284.8	288.4	290.7
30	366	262.1	264.6	268.2	281.0	293.8	297.4	299.8
31	308	270.2	272.7	276.3	289.3	302.2	305.9	308.3
32	342	277.7	280.2	283.9	297.0	310.1	313.8	316.3
33	175	284.6	287.1	290.9	304.1	317.4	321.1	323.6
34	127	290.9	293.4	297.2	310.6	324.0	327.8	330.3
35	116	296.4	298.9	302.7	316.3	329.9	333.7	336.2
36	199	301.1	303.7	307.5	321.2	335.0	338.8	341.4
37	227	305.0	307.6	311.5	325.4	339.2	343.1	345.7
38	138	308.0	310.7	314.6	328.6	342.6	346.6	349.2
39	35	310.1	312.8	316.8	331.0	345.1	349.1	351.8
40 & 41	17	311.3	314.0	318.0	332.3	346.6	350.6	353.3

注：$Mean(HC)=243.10968+10.22214(MA-26)-0.15512(MA-26)^2-0.00857(MA-26)^3 (R^2=95.79\%)$

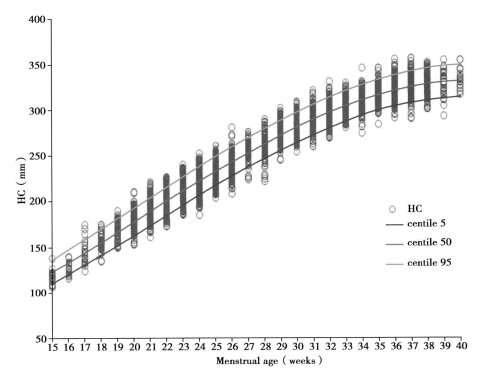

附图 2　胎儿头围散点图分布及拟合第 5 百分位数，第 50 百分位数，第 95 百分位数曲线

附录 3：胎儿拟合腹围百分位数表（mm）

孕周	样本量	百分位数						
		3%	5%	10%	50%	90%	95%	97%
14 & 15	18	99.3	101.0	103.7	113.1	122.4	125.1	126.8
16	18	106.4	108.2	111.0	120.8	130.7	133.5	135.3
17	24	114.0	116.0	118.9	129.2	139.5	142.4	144.4
18	32	122.2	124.2	127.2	138.0	148.8	151.9	153.9
19	60	130.8	132.9	136.1	147.3	158.6	161.8	163.9
20	258	139.8	142.0	145.3	157.0	168.7	172.0	174.2
21	609	149.1	151.4	154.8	167.0	179.2	182.7	185.0
22	1023	158.7	161.1	164.6	177.3	190.0	193.6	195.9
23	1312	168.5	171.0	174.7	187.9	201.0	204.7	207.2
24	1269	178.6	181.1	184.9	198.6	212.2	216.0	218.6
25	387	188.7	191.3	195.3	209.4	223.5	227.4	230.1
26	126	198.9	201.6	205.7	220.3	234.8	238.9	241.6
27	70	209.1	211.9	216.1	231.2	246.2	250.4	253.2
28	91	219.3	222.2	226.5	242.0	257.5	261.9	264.8
29	211	229.4	232.3	236.8	252.8	268.8	273.3	276.3
30	366	239.3	242.4	247.0	263.4	279.9	284.5	287.6
31	308	249.0	252.2	256.9	273.8	290.8	295.5	298.7
32	342	258.5	261.7	266.6	284.0	301.4	306.3	309.5
33	175	267.6	271.0	276.0	293.9	311.7	316.7	320.1
34	127	276.4	279.9	285.0	303.3	321.7	326.8	330.3
35	116	284.8	288.4	293.6	312.4	331.2	336.5	340.0
36	199	292.7	296.3	301.8	321.0	340.3	345.7	349.3
37	227	300.1	303.8	309.4	329.1	348.8	354.4	358.1
38	138	306.9	310.7	316.4	336.6	356.8	362.5	366.3
39	35	313.1	317.0	322.8	343.5	364.1	369.9	373.8
40 & 41	17	318.6	322.5	328.5	349.6	370.8	376.7	380.7

注：$Mean(AC)=220.26810+10.90649(MA-26)+0.00667(MA-26)^2-0.00898(MA-26)^3(R^2=95.34\%)$

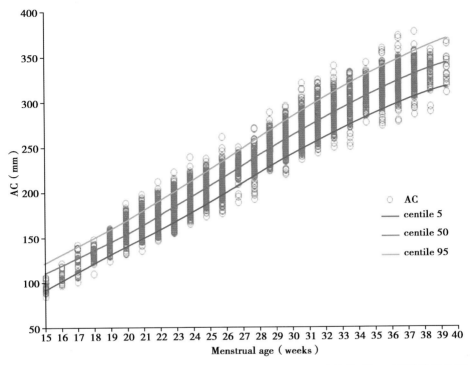

附图3　胎儿腹围散点图分布及拟合第5百分位数,第50百分位数,第95百分位数曲线

附录4:胎儿拟合股骨长百分位数表(mm)

孕周	样本量	百分位数						
		3%	5%	10%	50%	90%	95%	97%
14 & 15	18	15.7	16.1	16.8	19.3	21.7	22.4	22.9
16	18	18.4	18.9	19.6	22.1	24.6	25.3	25.8
17	24	21.1	21.6	22.3	24.9	27.4	28.1	28.6
18	32	23.8	24.2	25.0	27.6	30.2	31.0	31.4
19	60	26.4	26.9	27.7	30.3	33.0	33.7	34.2
20	258	29.0	29.5	30.3	33.0	35.7	36.5	37.0
21	609	31.6	32.1	32.9	35.7	38.4	39.2	39.8
22	1023	34.1	34.7	35.5	38.3	41.1	41.9	42.4
23	1312	36.6	37.2	38.0	40.9	43.8	44.6	45.1
24	1269	39.1	39.6	40.5	43.4	46.3	47.2	47.7
25	387	41.5	42.1	42.9	45.9	48.9	49.7	50.3
26	126	43.9	44.4	45.3	48.3	51.4	52.2	52.8
27	70	46.2	46.7	47.6	50.7	53.8	54.7	55.3
28	91	48.4	49.0	49.9	53.0	56.2	57.1	57.7

续表

孕周	样本量	百分位数						
		3%	5%	10%	50%	90%	95%	97%
29	211	50.6	51.2	52.1	55.3	58.5	59.4	60.0
30	366	52.7	53.3	54.3	57.5	60.8	61.7	62.3
31	308	54.8	55.4	56.3	59.7	63.0	63.9	64.5
32	342	56.8	57.4	58.4	61.7	65.1	66.0	66.7
33	175	58.7	59.3	60.3	63.7	67.2	68.1	68.8
34	127	60.6	61.2	62.2	65.7	69.1	70.1	70.8
35	116	62.3	63.0	64.0	67.5	71.0	72.0	72.7
36	199	64.0	64.7	65.7	69.3	72.9	73.9	74.5
37	227	65.6	66.3	67.3	71.0	74.6	75.6	76.3
38	138	67.1	67.8	68.9	72.5	76.2	77.3	78.0
39	35	68.6	69.3	70.3	74.1	77.8	78.8	79.5
40 & 41	17	69.9	70.6	71.7	75.5	79.3	80.3	81.0

注：$Mean(FL)=48.32587+2.41170(MA-26)-0.02652(MA-26)^2-0.00052(MA-26)^3$ ($R^2=95.84\%$)

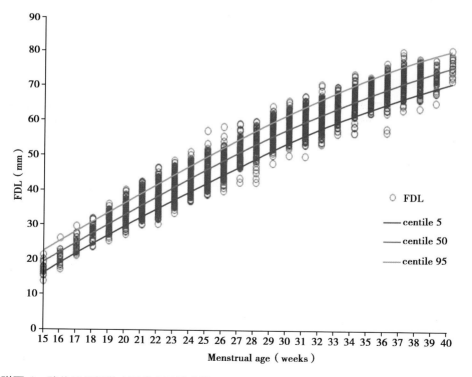

附图 4　胎儿股骨长散点图分布及拟合第 5 百分位数，第 50 百分位数，第 95 百分位数曲线

（董 芬　单广良）

参 考 文 献

1. Salomon LJ, Alfirevic Z, Bilardo CM, et al. ISUOG Practice Guidelines: performance of first-trimester fetal ultrasound scan. Ultrasound Obstet Gynecol, 2013, 41 (1): 102-113.

2. Bhide A, Acharya G, Bilardo CM, et al. ISUOG Practice Guidelines: use of Doppler ultrasonography in obstetrics. Ultrasound Obstet Gynecol, 2013, 41 (2): 233-239.

3. International Society of Ultrasound in Obstetrics and Gynecology, Carvalho JS, Allan LD, Chaoui R, et al. ISUOG Practice Guidelines (updated): sonographic screening examination of the fetal heart. Ultrasound Obstet Gynecol, 2013, 41 (3): 348-359.

4. Salomon LJ, Alfirevic Z, Berghella V, et al; ISUOG Clinical Standards Committee. Practice guidelines for performance of the routine mid-trimester fetal ultrasound scan. Ultrasound Obstet Gynecol, 2011, 37 (1): 116-126.

5. Salvesen K, Lees C, Abramowicz J, et al; Board of International Society of Ultrasound in Obstetrics and Gynecology (ISUOG). ISUOG statement on the safe use of Doppler in the 11 to 13 +6-week fetal ultrasound examination. Ultrasound Obstet Gynecol, 2011, 37 (6): 628.

6. International Society of Ultrasound in Obstetrics & Gynecology Education Committee. Sonographic examination of the fetal central nervous system: guidelines for performing the 'basic examination' and the 'fetal neurosonogram'. Ultrasound Obstet Gynecol, 2007, 29 (1): 109-116.

7. International Society of Ultrasound in Obstetrics & Gynecology. Cardiac screening examination of the fetus: guidelines for performing the 'basic' and 'extended basic' cardiac scan. Ultrasound Obstet Gynecol, 2006, 27 (1): 107-113.

8. American Institute of Ultrasound in Medicine. AIUM practice guideline for the performance of fetal echocardiography. J Ultrasound Med, 2013, 32 (6): 1067-1082.

9. American Institute of Ultrasound in Medicine. AIUM practice guideline for the performance of obstetric ultrasound examinations. J Ultrasound Med, 2013, 32 (6): 1083-1101.

10. American Institute of Ultrasound in Medicine. AIUM Practice Guideline for the performance of an antepartum obstetric ultrasound examination. J Ultrasound Med, 2003, 22 (10): 1116-1125.

11. Barnett SB1, Maulik D; International Perinatal Doppler Society. Guidelines and recommendations for safe use of Doppler ultrasound in perinatal applications. J Matern Fetal Med, 2001, 10 (2): 75-84.

12. Devore GR. Genetic sonography: the historical and clinical role of fetal echocardiography.

Ultrasound Obstet Gynecol,2010,35(5):509-521.

13. Jeanty P,Chaoui R,Tihonenko I,et al. A review of findings in fetal cardiac section drawings,part 1:The 4-chamber view. J Ultrasound Med,2007,26(11):1601-1610.

14. Jeanty P,Chaoui R,Grochal F,et al. A review of findings in fetal cardiac section drawings,Part 2:high abdominal views. J Ultrasound Med,2007,26(12):1743-1746.

15. Jeanty P,Chaoui R,Tihonenko I,et al.A review of findings in fetal cardiac section drawings. Part 3:the 3-vessel-trachea view and variants.J Ultrasound Med,2008,27(1):109-117.

16. Jeanty P,Chaoui R,Grochal F. A review of findings in fetal cardiac section drawings:part 4:sagittal and parasagittal views. J Ultrasound Med,2008,27(6):919-923.

17. 染色体微阵列分析技术在产前诊断中的应用协作组.染色体微阵列分析技术在产前诊断中的应用专家共识.中华妇产科杂志,2014,49(8):570-572.

18. Agathokleous M,Chaveeva P,Poon LC,et al. Meta-analysis of second-trimester markers for trisomy 21. Ultrasound Obstet Gynecol,2013,41(3):247-261.

19. American College of Obstetricians and Gynecologists Committee on Genetics. ACOG Committee Opinion No. 581:The use of chromosomal microarray analysis in prenatal diagnosis. Obstet Gynecol,2013,122(6):1374-1377.

20. Wapner RJ,Marthin CL,Lery B,et al. Chromosomal microarray versus karyotyping for prenatal diagnosis. N Engl J Med,2012,367(23):2175-2184.

21. Miller DT,Adam MP,Aradhya S,et al. Consensus statement:chromosomal microarray is a first-tier clinical diagnostic test for individuals with developmental disabilities or congenital anomalies. Am J Hum Genet,2010,86(5):749-764.

22. Leung TN,Pang MW,Daljit SS,et al. Fetal biometry in ethnic Chinese:biparietal diameter,head circumference,abdominal circumference and femur length. Ultrasound Obstet Gynecol,2008,31(3):321-327.

23. Jung SI,Lee YH,Moon MH,et al. Reference charts and equations of Korean fetal biometry. Prenat Diagn,2007,27(6):545-551.

24. Salomon LJ,Duyme M,Crequat J,et al. French fetal biometry:reference equations and comparison with other charts. Ultrasound Obstet Gynecol,2006,28(2):193-198.

25. Hadlock FP,Shah YP,Kanon DJ,et al. Fetal crown-rump length:reevaluation of relation to menstrual age(5-18 weeks)with high-resolution real-time US. Radiology,1992,182(2):501-505.

26. 姜玉新.超声科诊疗常规(临床医疗护理常规).北京:中国医药科技出版社,2013.

27. 北京协和医院.超声诊断科诊疗常规(北京协和医院医疗诊疗常规).第2版.北京:人民卫生出版社,2012.

28. 姜玉新,张运.超声医学高级教程(高级卫生专业技术资格考试指导用书).北京:人民军医出版社,2012年.

29. 艾哈迈德 . 妇产科超声基础教程(国际经典快读系列). 戴晴, 孟华, 姜玉新等译 . 北京: 人民军医出版社, 2011 年 .

30. Peter W, Callen. 妇产科超声学(翻译版). 常才, 戴晴, 谢晓燕等译 . 北京: 人民卫生出版社, 2010 年 .